中医临证
践行录

□ 张丰强 著

中国中医药出版社
·北京·

图书在版编目（CIP）数据

中医临证践行录/张丰强著. —北京：中国中医药出版社，2019.4
（2020.6重印）
ISBN 978－7－5132－5438－0

Ⅰ.①中… Ⅱ.①张… Ⅲ.①《伤寒论》—研究
Ⅳ.①R222.29

中国版本图书馆CIP数据核字（2018）第301471号

中国中医药出版社出版

北京经济技术开发区科创十三街31号院二区8号楼
邮政编码 100176
传真 010－64405750
河北品睿印刷有限公司印刷
各地新华书店经销

开本 880×1230 1/32 印张5.5 字数93千字
2019年4月第1版 2020年6月第2次印刷
书号 ISBN 978－7－5132－5438－0

定价 29.00元
网址 www.cptcm.com

社 长 热 线 010－64405720
购 书 热 线 010－89535836
维 权 打 假 010－64405753

微信服务号 zgzyycbs
微商城网址 https：//kdt.im/LIdUGr
官方微博 http：//e.weibo.com/cptcm
天猫旗舰店网址 https：//zgzyycbs.tmall.com

如有印装质量问题请与本社出版部联系 （010－64405510）

作者简介

张丰强，网名普门子、愿为良医、大医精诚；出生于中医世家，1985 年毕业于山东中医药大学，1999 年晋升副主任中医师；兼任世界中医药学会联合会糖尿病专业委员会理事、《中华糖友》编委、《上海中医药杂志》理事；深造于中国中医科学院、北京中医药大学东直门医院、中日友好医院、北京中医医院等，先后师从国医大师刘渡舟、王绵之、赵绍琴、关幼波、印会河、施汉章、李曰庆等教授，颇得真传。

张丰强中医理论扎实，见解独特，屡有创新，构建"泛控激活医学"，独辟"泛控激活疗法"。他主编《首批国家级名老中医效验秘方精选》《现代方证学》《伤寒学》《现代中药临床手册》《临床大本草》等著作 10 余部；发表学术论文 20 余篇。

张丰强临床经验丰富，辨病与辨证并重，经方与时方共施，用药重视顾护胃气、维持气机升降及给邪出路，以"扶正""祛邪""调和"为治病三大法门。他擅长治疗冠心病、心绞痛、心肌炎、慢性心力衰竭、失眠、抑郁症、高血压；慢性胃炎、萎缩性胃炎、胃及十二指肠溃疡；肾炎、痛风、肾衰竭、阳痿早泄、前列腺炎、前列腺增生；痤疮、荨麻疹、扁平疣、带状疱疹、银屑病、慢性湿疹、神经性皮炎、顽癣、皮肤溃疡，以及咳喘、肿瘤、风湿骨病、妇科杂病等。

近年来，他研发贴博士中药脐贴——感冒贴、止咳贴、清咽退热贴、安睡贴、开胃贴、止汗贴、遗尿贴等系列产品。贴博士中药脐贴产品上市3年来，深受病人的喜爱和好评，取得了良好的社会效益和经济效益。

他的事迹先后被众多媒体报道，如《科技日报》"张丰强与泛控激活医学"；《新民晚报》"激活人体潜能的人——记年轻老中医张丰强"；《新闻晚报》"好心医生助怪病女孩回校"，以及《新闻晨报》、《上海大众卫生报》、《上海中医药报》、上海电视台等数十家媒体均对其有报道。

联系方式

电子邮箱：1016185789@ qq. com

微　　信：大医精诚（ywly1962）

通讯地址：上海市闵行区都市路 4448 号

邮　　编：201100

自　序

　　我最近看了不少新出的、颇有影响的中医著作，这些著作对重新认识中医经典著作和推进中医的发展功莫大焉，但仍有白璧微瑕的感觉。比如有一本书说冬至这一天是全年中最冷的一天，之后阳气渐升、天气变暖，然而事实恰恰相反，正是从这一天开始才真正进入冬季，气候逐日变得寒冷起来。这是个常识或经验问题，怎么还会出错？常识问题如此，那么临床呢？作者介绍其师傅用藏红花治疗尿血的经验，我对几个病人试用过也没有什么效果。当然不能以我的试验为准，但疗效确不像作者说的那么好却是事实。

　　介绍老中医经验的书很多，让我们受益的的确不少，但让多数同道、读者用得上的又有多少？像治疗蛋白尿的老中医经验方颇多，但哪个老中医的方子在不用激素、免疫抑制剂等西药的前提下能把肾炎蛋白尿治好？

　　这些名医的好经验、好方子，为什么多数经不住临床重复、被西医诟病？这是不能简单地用一个辨证论治不精来解释的。我揣测可能有三个方面的原因：一是名家们出于保守，"留一手"，没有把经验或方子全部写出来，对核心的东西有所保留。二是报喜不报忧，尤其是医案、临床报道，未把治疗的病例如实地都写出来，有效的保留，无效的就不记录了。三是

1

当时的药材与今有别，质量差异较大，"古方今药不相能也"。

我于1985年大学毕业至今已有30多年，一直在基层从事中医临床工作。其间，曾先后到北京跟随中医大师刘渡舟、王绵之、赵绍琴、关幼波、印会河、施汉章、李日庆等进修，侍诊抄方，获益多多。临证之余，研习《伤寒论》《黄帝内经》等经典著作，不断提升自己的理论素养。勤思考，穷究竟，善总结，探求中医病理，破解治病密码，炼取"灵丹妙药"，以期成为一方"明医"。

为使后学少走弯路、同仁有所启示、爱好中医者有所增益，以造福更多病人，我遂决定写这本书。

书中我尽量用通俗的语言、鲜活的事例来阐释深奥的、难懂的中医理论；尽量"自说自话"，避免引经据典、以经注经；尽量记录自己熟悉的、有心得的、有认识的理论和经验。书中我写下自己真实的中医思想和认识，如实记述自己30多年的临床经验和心得。

我虽不是名医大家，但三十年如一日，几近天天临证，日日探索，唯"明医理、明病理、明治法、明药理"为是务，几近"明医"，故斗胆将自己的经验、心得整理成册。鉴于我水平有限，书中不足之处在所难免，恳请读者提出宝贵意见，以便再版时修订提高。

张丰强

2018年仲春于沪上大方脉医馆

目 录

医论医话

1

| 临床经验 |

| 理论探讨 |

医论医话

中和思想与临证

中医的本意是什么？我没有做过详细的考证，但个人理解应该是中国医学的简称，是明末清初西学渐进、西医传入中国之后为了与西医相区别的这么一种叫法。在民间，从西方传进来的日常用品老百姓不叫西什么，而叫洋什么，如洋烟、洋油（煤油）、洋火（火柴）、洋车子（自行车）等；在学术界，对于西方的学问、知识叫西学。所以，现代医学通俗的叫法就是西医，为了与之区别，中国医学便叫中医了。这可能是无意为之，但这个叫法我以为甚为科学，或者说有画龙点睛之妙。

这里的中，我的理解是中国的中、中原的中都不是最好，最好的寓意应该是中和的中！这也与中国传统文化儒学、中庸思想相吻合。

所谓中和，就是不偏不倚、不高不低、不上不下、不左不右、不热不凉，是一种温和、中庸、非过非极的和谐、健康、顺遂的中间状态。

中和思想属于哲学范畴，对指导人生、事业，乃至建邦治国、指导中医临床都有作用。

那么，中和思想对于指导临床究竟有什么意义？我举例介绍于下：

1. 辩证地辨证是中和思想的最好体现。临床辨证，不能非 A 即 B，非寒即热，非虚即实，站在中和的立场上辩证地辨证，找到矛盾证，如辨证为虚证时，我们还要寻找实证的证据，辨证为寒证时则要寻找热证的证据等。这样辨出的证才更客观、更全面。当然，临床上的矛盾证并非存在于一切病证中，但我们要有这个意识，要想到这个问题。不然，辨证就会有偏颇，处方用药就会失之毫厘，差之千里。

2. 中病即止是治疗大法的中和思想体现。"穷寇莫追"，中病即止，说的是一个意思，就是适可而止。带兵打仗，让敌方知道厉害、跑了就可以了，不要穷追猛打、赶尽杀绝，不然"兔子急了还咬人"，己方会受到不必要的伤亡。治病也是如此，病邪祛除的差不多了就好，让机体自我调节就可痊愈，不要继续用药，不然容易损伤正气。

3. 调和治法也是中和思想的体现。当机体出现"人民内部矛盾"时，如肝脾不调、肝胃不和、心肾不交等，打压强势的一方，扶持弱小的一方，使之趋于中和状态，即健康状态。

4. 反佐用药更是中和思想的体现。临证处方要根据病人病情、病机来定，有经验的医师并不是见寒就用热，见热就用寒，见虚就补，见实就泻，而是根据病机虚证以补为主，反佐泻药，如用大剂黄芪补气时少佐陈皮理气，使补而不滞；以清热为主，反佐热药，如银翘散中荆芥的运用即是此意。不然，就容易出现偏差，走向用药的反面。

治则刍议

治则，顾名思义就是中医临证治病的原则，又叫治疗原则，简称治则。对此，历代医家也是仁者见仁、智者见智，说法不同。我的看法是不管什么观点，总要以临床实用为标准，即能指导临床的就是好的、对的，否则就没有意义。

临床30多年，对此略有感悟，介绍如下，供同道参考。

治则是针对疾病而言的，所以在谈治则之前，有必要把疾病的病理讲一下。疾病（不内外因致病除外）的实质是正邪斗争，发病与否、加重还是好转、向愈还是恶化等过程，哪一个环节都离不开正邪的斗争，或者说都是正邪斗争的结果。所以，从整体上讲，疾病的实质就是正邪的斗争。但有一种情况不是正邪的斗争，是机体内部脏器的不协调、不和谐，可称为内部斗争。中医的病理实质大概如此。

疾病的实质清楚了，治则也就随之而出了。

第一是扶正。这是疾病治疗的第一原则。《黄帝内经》讲"正气存内，邪不可干""邪之所凑，其气必虚"，所以只要是疾病可以说就有正气虚的一面，无论是先虚邪侵还是邪剧伤正，正气虚是必然的。因此，扶正当为治疗疾病的第一大法。这就要求我们临床上要仔细四诊，详察细辨，何处正气受伤，什么正气不足？是一种正气不足，还是几种正气同虚？还要找到虚地所在，具体到脏腑；再就是虚的细分，是气虚、血虚、气血两虚、阴虚、津虚、精虚，还是阳虚、气阴两虚、阴阳两虚等，一直分到不能再分为止。然后根据这个"虚"确立治则、治法和方药。

第二是祛邪。这是疾病治疗的第二原则。"邪侵虚地"，所以有正气虚的地方，必然就有邪气存在。我们要运用四诊方法，找到这个"邪"。譬如风、寒、暑、湿、燥、火等六淫外邪，五志过极导致的郁热、相火、气郁等内生之邪，代谢废物运输不及存留体内的水湿、痰浊、痰饮、湿热、瘀血等代谢之邪等，像抓间谍、逮小偷、挖内奸一样，一定把这个"邪"给找到，然后再根据具体的"邪"进行遣方用药。

第三是调和。因为不和谐、不协调、不平衡导致机体气血阴阳运行障碍，以致疾病，所以解除这些不和谐即调和矛盾就成为治疗疾病的又一大原则。这类的疾病如肝脾不调、肝胃不和、心肾不交等，就像家庭中的夫妻不和、父子反目、兄弟交恶一样，属于"人民内部矛盾"，不存在正气虚或是邪气实的问题，是一方过强、一方过弱，或一方该强不强、一方该弱不弱，颠覆了正常的相互共存、共生、制约等关系，导致不和谐——疾病。针对这种不和谐的治疗原则不是扶正，也不是祛邪，而是调和。过强的一方我们打压它一下，过弱的一方我们扶持它一下，使之趋于相对平衡、协调状态，恢复原有的和谐的健康状态。

具体到临床，疾病不会就是单纯的正虚或邪盛或不和谐，往往错综复杂，但万变不离其宗，水来土掩，兵来将挡，见招拆招：正虚的我们就扶正，邪实的我们就祛邪，不和谐的我们就调和，混杂兼有的我们就扶正、祛邪、调和一起用！这是疾病治疗的总原则。明白此，临床便可执简驭繁、提高效率。

那么，在上述治则的指导下临床应该怎样用药？

对于虚证、慢性病，扶正的药味数宜多，剂量宜小，即方大量小，宜缓图不宜快攻，尚王道。

对于实证、急性病，祛邪的药味数宜少，剂量宜大，即小方大量，宜速决不宜久战，崇霸道。

不和谐的疾病多为慢性病，处方用药宜轻灵、适中，尊中庸之道。

对于祛邪还应注意一个问题，就是给邪以出路。汗孔、鼻窍、二阴，尤其是二阴，是邪气排出体外的重要通路。

给邪以出路

中、西医有诸多区别，其中之一就是对病邪在治疗方法上的截然不同。西医是杀菌、抑菌，彻底消灭病菌。中医则是祛邪、驱邪，想方设法地把机体内无论是外来的还是内生的病邪赶出体外；对肝脾不调、心肾不交、肝胃不和则给予调和、调解等，把矛盾化解于无形。这给我们一个明晰的临床治疗思路，就是"病邪要有出路"、治病要"给邪以出路"，而不是"关门辑盗"。就此探讨如下，供同道参考。

第一，常见小病常常是机体自身的一种给邪以出路的形式。比如睑腺炎、口舌生疮、脚癣、脚痛、臂痛等，都属于给邪以出路的情况，是体内邪气积存日久不能自我化解而外泄的表现。内生之邪——五志过极、瘀血痰浊留滞通过这些小病外泄之后，机体内部就相对平衡了，重要脏器就不会出大问题。青岛已故名医王冠群先生的经验：在治疗冠心病的过程中，如果出现手臂疼痛是好事，是痰浊瘀血外流手臂的佳兆，是邪气转移到手臂的缘故，所以见到这种情况不久冠心病也就好了。脚癣也是体内湿热毒邪外泄的表现，如果问题不大，多不主张治疗，给邪以出路。这里的脚癣就是邪气的一个出口。如果一患脚癣就治疗，等于把这个出口给堵上了，体内的邪气出不来，必然郁闭体内，进而伤害内脏，而生大病、重病。

第二，传统中医的移治疗法是将大病化小、重病转轻的一种特殊疗法，也属于给邪以出路的一种形式。比如对口疮、颈痈、面部疔毒等机体重要部位的疮疡，有经验的中医不是直接治疗这个疮疡，而是把这个重要部位的疮疡转移到上下肢等相对不重要的部位，然后再进行疮疡的治疗。当时病虽未解除，但不会危及生命，原来危险的疾病变轻了，重病成了小恙，给安全治疗疮疡赢得了时间和时机。遗憾的是，这种方法几近淹没，偶见于民间中医。

第三，情绪发泄也是给邪以出路的一种形式。心理治疗的第一个环节就是倾听，倾听的目的就是让病人把不良、消极的情绪发泄出来。这个环节做好了，心理疾患就好了一半。古代文献中的情志疗法与现代的心理疗法，名称不同、治法有别，但其理是相通的。生活中我们经常见到这样的例子：一个人受了巨大委屈或悲痛，见到亲人没有大的反应，这时有经验的老人就要设法让这个人哭出来、说出来、骂出来；只要大哭一场、痛骂一顿，委屈就消解了，心情顺畅了，气血经络就畅通了，以后就不会落下病根。否则，按老人的说法就会憋屈出病来。临床观察，这种情况导致肿瘤的案例不在少数。男女比较，女人更长寿，可能与女人容易哭泣，病邪容易外泄有关。

第四，五官七窍多是内邪外泄的渠道。咳嗽、喷嚏、流泪、哈欠、叹息、呕吐、二便等都是内邪外泄的表现，这些病变出现的部位孔窍也是邪气的出路。通腑泻浊、利尿、涌吐、探喉、取涕、熏鼻等都是具体给邪以出路的方法。

第五，汗孔是给邪以出路的一个主要渠道。比如发汗解表，解除表邪外邪；发汗消肿，消解风水、水肿；发汗止痒，解除肌表风邪；发汗解毒，解除尿毒症毒素（尿毒症发汗疗法可以降低血肌酐、尿素氮等）；发汗祛湿，微微汗出可以解除体内湿气；发汗除痹，发汗解除风寒湿邪，缓解、消除痹证，都是经过汗孔排除邪气的例子。

第六，经血通道——阴道也是给邪以出路的重要渠道。对于女性来说，经血既是生理产物，又是给邪以出路的好载体。我对这条渠道的认识始自民间的一位巫医。该巫医曾给我一个妇科病的秘方，主要成分就是丹参、红花、鸡冠花、桃仁、益母草、泽兰等活血化瘀类药物，且剂量甚大，合在一起有3kg之重。嘱用大锅煎煮，放红糖250g，煎煮一锅，当茶饮用，分3天服完，出汗、避风，忌食生冷油腻；并嘱在经期服用。我在临床遇到一例产后身痛的病人，常法治疗效果不著，遂按上法，开了一大剂活血化瘀、祛风除湿的方子，也嘱病人于经期服用，结果效果卓著，一剂而愈。自此，每遇妇科疾病，常尊此法施治取效。经血是女性发育成熟后的正常生理代谢，也可以理解为是女性机体新陈代谢的一种表现，是一种推陈出新。推陈就是排泄体内的不良物质，进一步可以理解为排泄体内的邪气。体内的瘀血、痰浊、风湿等有形之邪，平时难以排出体外，若借助经血，因势利导，顺流而下，可收事半功倍之效。另外，经期用大量活血化瘀药物犹如西医之刮宫疗法，祛瘀生新，法异理同。

在临床具体运用上，我的经验：经前多疏肝理气，经期多活血化瘀，经后多补肾益精，一般经 3 个月经周期的治疗，不孕、月经不调、痛经、妇科炎症等多获痊愈。

综上所述，在临床处方用药时，不论是对机体内生的内邪，还是对外来入侵体内之外邪，均要以驱邪、祛邪为主要治则，尽快把这个邪气赶出体外，从而达到邪去正安、治愈疾病之目的；而把邪气赶出体外的捷径就是要给邪气一个出路、一个渠道、一个出口，因为是邪必有出路，所以我们要因势利导、给邪以出路。

疑难病诊治要点

什么是疑难病？这里所谓的疑难病是指西医诊断清晰，但中、西医治疗均没什么优势或医家没有什么诊治经验的一类慢性疾病。

对这类疾病的诊治要点，首先是辨证。怎么辨证？我以为这类病人不是虚就是实或者虚实夹杂，所以我们要想方设法地找到病人虚在哪里，要具体到气血、津液、精气、阴阳，具体到哪一脏哪一腑，是单纯的阴虚、阳虚还是阴阳俱虚，这个一定要搞清楚；或者搞清楚是什么邪造成的，也要具体到什么邪，是风寒湿热外邪，还是喜怒忧思悲惊恐七情所伤，或是内生痰浊、湿浊、瘀血、内火、食积等。如若是虚，一定要找到虚地；如若是实，一定要找到邪因；如若是虚实夹杂，就要找到虚地和邪因。

在上述的辨证过程中，我们主要运用传统中医理论，辅以现代西医理论来求证。尤其在传统中医理论求证无果的情况下，借鉴西医理论或许会收到柳暗花明之效。

比如青少年长期低热，西医检查无异常，应用西药也无效，中医多束手时怎么办？我们常常可以从病人的饮食、二便、口气、睡眠等方面寻得积滞的症结，然后运用保和丸加减治疗而获奇效。

辨证求因，审因论治，这就是我们所谓的辨证论治！找到致病之因，然后对因治疗，疑难病也就不成为疑难病，因此也就很好治疗了。这或许就是疑难病的诊治要点或诀窍吧。

治病如下棋

医有医道，棋有棋道，但其理亦有相通之处。初学、低手下棋，下一步是一步，走到哪算哪；高手下棋，走一步，看三步、多步，围棋的计算就更不用说了。就是说，高手下棋，走一步之后就预知到对手的下一步走哪里，所以第二步、第三步怎么走已经成竹在胸了，完全掌控了对方的应对甚至变化，所以每弈必胜，临床治病亦复如此。

初诊开方就应预知病人吃药后的反应、病情变化、病机转变，第二次、第三次开什么方已是了然于心。

如治疗支气管哮喘，外感风寒哮喘发作，一般开小青龙汤加减；小青龙汤服后多外寒得解、内饮稍减，咳喘减缓，病机已转化为单纯的内饮加上肺失宣降了，所以处方可选苓甘五味姜辛汤；之后，则宜选用五苓散或参苓白术散；再之后，则可选用都气丸或金匮肾气丸了。首方重点是治标治肺，次方重在治痰饮，三方重在健脾，四方重在补肾。这是一条先表后里、先上后下、先祛邪后扶正再补肾的整体、系统的治疗思路。

过去，对于远道而来的农村病人，有经验的医师多开两三个方子，让他们回家之后依次服用，效果甚为理想。

如果为医者对每一个病都能如此把握，则是中医之幸，更是病人之幸。

大剂治大病

大剂者，方剂中药物剂量大者是也。中医历来有王道、霸道之分。前者是指方小量轻，四两拨千斤，轻可祛实，平淡中见神奇，这是每个中医都向往的境界。谁不想在没有一点风险的情况下"谈笑间"治愈疾病？尤其是在医患关系紧张的今天。后者是指方可大可小但剂量必重，下手狠，黑云压城城欲摧，一出手必置疾病于死地，于惊涛中显手段，但有杀敌一千自损八百之虞。所以，后者多不被大家所认可。然，乱世须用重典，有些急症、疑难病则非大剂不可，王道多派不上用场。

如西医之休克，中医称之为脱证，还有大出血等急症，重用人参或参附急煎频服挽狂澜于既倒。这种案例，在古代文献中经常可以看到。这是大家所熟知的，在此不做赘述。当下这种案例就不多见了，其原因就是这类疾病目前我们中医多数遇不到，即使遇到了也不愿用这个办法来治疗，因为要冒很大的医疗风险。再说，西医抢救的效果不但比我们中医来得及时，而且效果更确切。

然而对一些慢性病，在西药效果不理想的情况下，中医的大剂方多可派上用场。我对大剂治大病真正有所认识始于20世纪90年代末，是从一个病人和一个病人家属那里领悟的。那时我在肾病专科医院主诊。有一天来了一位70多岁的老者，很健谈，是来咨询的，说起肾病来头头是道。原来10年前这位老先生就得过肾病，当时腹水、腿肿，在当地医院住院治疗，予激素、环磷酰胺等治疗不效。老先生是教师出身，自己在书店买了一些书刊，看到大剂环磷酰胺治疗肾病的报道，遂建议住院医师照方用药，医师怕担风险让其签约方予实施，结果不到 1 个月病情就控制了、临床治愈了。现在我们知道，这就是西医的冲击疗法，尤其适用于肾病综合征、狼疮性肾炎等。但这种冲击疗法也不是万能的，有的容易复发。这位老先生就是因为复发来咨询的。后来我以健脾补肾之剂配合治疗 1 年余，疾病治愈。随访 3 年未复发。这是我对大剂治大病的初步感性认识。

再就是一位病人家属找我看别的病（不是肾病），说起肾病的治疗来告诉我一件惊险的事：几年前，他的一个亲戚，是位 20 多岁的女孩子，身患肾病，多方治疗无效，遂产生了轻生的念头，乘家人不注意时将一瓶（60 片）南通产的环磷酰胺片剂一次吃掉，家人发现后病人已经非常危险了，遂急送医院抢救，总算保住了性命，家人松了一口气，出院后在家静养了半个多月，身体感觉轻松了很多，水肿也消失了、泡沫尿也不见了，再到医院检查，小便转阴了。之后多次复查，小便正常。自杀不成，顽固的肾病反而意外获愈！这个案例进一步让我确认大剂的确可以治愈大病。

后来我收治一位 9 岁紫癜性肾炎男孩。这个病孩已经病了 4 年了，在武汉、广州、济南、南京、北京都看过，就是蛋白尿、尿潜血不能转阴，爷爷、父母陪着孩子，很是着急、担忧。我安排好住院，立即开了中药汤剂，同时开了化验单准备次日早上检查。结果次日查房时我发现这个病孩不在病房，待中午才回来，说是到亲戚家取东西了。第3日中午病孩爷爷来到办公室找我才把实情告诉我们：病孩入院后当天晚上就吃了一次中药，次日在我院检查小便转阴，他们怀疑我们的检查结果遂到市人民医院复查，结果还是阴性，第3日再到外院检查小便依然是阴性，这才放心。他们怎么也不相信4年来每次检查都有问题，怎么吃了半剂中药就转阴了？简直太不可思议了。后经巩固治疗1年，病孩病情一直稳定，小便一直正常。

再后来我治疗了一位周姓病人，身患肾衰竭，血肌酐高、小便潜血3年，多方治疗无效。来我院住院治疗，给予大剂汤药治疗3周，复查血肌酐、小便均恢复正常。当时病人很激动，说这几年没出现过这种情况，真没想到他的病能在我们这个小医院治好。

由此，我方体会大剂真的可以治愈大病。此后，每遇疑难病症常法难以取效或前医使用了很多常法时，给予重剂中药，常获佳效。

那么，大剂为什么可以治大病，并且有速战速决之效？

在拳击运动中我们经常看到有两种取胜之法，一种是以点数取胜，只要点数多于对方就算取胜！作为竞技体育则可，作为战争则不可，因为以点数取胜不是真正的取胜。另外一种是 KO 取胜，就是直接把对手打倒在地，并且裁判数到多少对手也起不来！前者属于中医的王道，后者则属于霸道。后者主要是用重拳、组合拳不给对方喘息之机，暴风骤雨，一击中的！

隋唐演义中的程咬金，有一个绝活就是"程咬金三板斧"，他和敌人一交手根本不顾自己的死活，就是抡起斧子连砍三下，不知多少英雄豪杰命丧这三板斧下。别小看这三板斧，我认为这是程咬金把能战几十回合的力气集中于这三板斧中，你说谁能招架的了？这也是一种集中优势兵力歼敌的战术体现。

其实，治病与此理同。

我们看西医治疗细菌感染，西医用抗生素治疗讲究血药浓度，对严重感染者，抗生素静脉推注，每天4~6次，目的就是大剂速决，不给细菌喘息之机，不给细菌产生耐药之机，一举攻克。再看西医抢救农药中毒，洗胃什么的不必多言，用药的核心是什么？就是阿托品化，只有达到极量——阿托品化才有效、才可以抢救成功。继续看西医抢救心力衰竭，强心药的用量只有接近中毒量时才最有效。

西医的这些成熟的、科学的经验，我们完全可以借鉴，拿来为我所用，指导中药处方用药。事实上，古人在这方面早有典范，只是我们未加重视罢了。如《伤寒论》中的麻黄汤、大青龙汤等剂量都很大，张仲景基本都开一剂药，先吃三分之一，不效隔时再吃，一天之内可以吃三次。也就是说仲景用药剂量甚大，一般疾病一剂治愈。

大剂治病，不好掌握，施者必须艺高术精，否则极易造成事故。一般急性病、危重病、疑难病时方可采用大方重剂，并且要中病即止，不可矫枉过正，损伤正气。如果采用王道不效时，可以考虑采用霸道大剂。而慢性病、小病小恙则不要霸道为之，还是王道为上。

中医临床的四个阶段

就中医临床而言，我认为有四个阶段：

一曰：按图索骥阶段。即初到临床，怎么看病处方？根据病人病情，套中医内科、外科、妇科、儿科等，看符合哪个证型就用哪个方子。属于套方的新手上路阶段。

二曰：模仿阶段。临床一段时间，按图索骥开方不灵了，怎么办？看书尤其是看医案或者进修学习，遇到一位临床明医，跟随研习日久，之后按这个明医的套路进行开方。

三曰：辨证论治阶段。随着临床日久，明医的经验也显得局限，怎么办？继续研究、深入思考，可根据病人个体差异、病证开方。这就是辨证论治阶段。

四曰：病方阶段。临证日多，经验累积，对一个病有了整体的、准确的认识，即基本病理清楚、基本治则明确、基本处方确立。这时只是根据男女、老幼、新久、胖瘦等差异，对处方稍事加减即可。

坐而论道不若躬行实证

中医要亲历亲为，这样才可以明辨是非。

如用药的问题、剂量的问题，很简单，我们自己试试看。神农尚且一日尝百草而中七十毒，今人为什么不可以呢？

附子，我自己用过30克、60克，弟子用过30克，亲属用过90克，之后是病人再用30克、60克，量的问题还用说吗？

细辛，我自己用过20克，病人用过30克，过钱的问题还是问题吗？

什么药最难吃？徐长卿、水蛭、芒硝，而不是黄连。

大黄，吃10克我不泄泻，吃15克还是不泄泻，看来与肠胃厚薄有关系。

马钱子，你吃过吗？我一天吃2克没事。

我认为，做中医，尤其是临床中医，对有毒的中药自己要尝尝，这样才能给病人用药，才能做到心中有数。所以，我呼吁同行们不要坐而论道，而要亲自实践以取得第一手资料，做到心中有数、有底，不致人云亦云，临证缩手缩脚。

怎样研读《本草纲目》

新近因对糖尿病的研究陷入了困境，我就想起来看看《本草纲目》，期望从中找到灵丹妙药。不看则已，一看才发现原来的认识是多么的肤浅与幼稚！

今将心得介绍于此，供同道参考。

1. 重视"时珍"一栏的内容。如黄连，时珍曰"去心窍恶血"。这是其他本草书中没有记载的，属于李时珍自己的经验。我认为这是《本草纲目》的精华。事实怎么样？黄连对心脏病确有良效。这个我实践过，疗效是可靠的。

2. 长生成仙的文字不可忽视。还是以黄连为例，时珍录陶弘景言——道方久服长生；神仙传载——服黄连五十年得仙；《本经》云"久服令人不忘"；等等。说明什么？说明黄连尽管味苦，但可以泻火祛邪，还是一味保健药，可以久服、可以不忘、可以长寿。这和上面治疗心脏病可以联系起来看：心脏好了，基本不会出大意外，所以离长寿也就不远了。记得门诊有个病人经常来购黄连，询之方知是她家的一个秘方，她服用黄连已经 10 余年了，平时很少生病。

3. 附方有窍门。附方一栏那么多方子，哪个好哪个不好？或者说哪个更真？仔细阅读还是可以窥之的。在主治、发明、附方中都讲到的内容多半是确有疗效的。这些方子是重点不可忽视。

4. 讲得越仔细越清晰的多半是好方。如以山慈菇为主药的万病解毒丸在加工、炮制、制作时间上讲得十分详细，不用说肯定是个好方。

5. 修治栏不可忽视。俗云：中医不传之秘在量。其实，修治也是中医的精华之一。特殊的修治不告诉你，给你个秘方也不会用。还是以黄连为例，《本草纲目》中的修治：黄连为治心火之主药，则生用之；治肝胆之实火，则以猪胆汁浸炒；治肝胆之虚火，则以醋浸炒；治上焦之火，则以酒炒；治中焦之火，则以姜汁炒；治下焦之火，则以盐水或朴硝研细调水和炒。

输液、多饮与解表

对于病毒性感冒或者普通感冒，西医多采取对症治疗，比如退热、止痛等，再就是要求病人多饮开水，这样不用怎么治疗一周后自然就好了。并且西医认为没有治疗感冒的特效药物。对于重症感冒或有条件的、体质偏弱的病人，多给予输液、补充维生素 C 等治疗，效果尚满意。机理何在？输液、多饮水治疗感冒与中医的解表有什么内在联系？

1993 年我在北京中医药大学东直门医院进修期间，当时正值炎热的夏季，我感冒了，遂自配了一些中成药服用，效果不著。低热 37.7℃，全身酸软、食欲不振、四肢无力等，这样折腾了六七天，实在受不了了，遂于晚上 7 点多钟来到病房，输了 5% 的葡萄糖 500 毫升、维生素 C3 克，生理盐水 500 毫升、庆大霉素 24 万单位。输完液不到 2 小时，感冒就好了。当时的情况是这样的：输液过程中我去了 2 次厕所，输完液后又去了 1 次厕所。之后胃口大开，特别饿，很想吃东西，即到小卖部买了一盒辣味牛肉方便面和火腿肠 2 根，回到宿舍，不一会就把这些东西吃掉了。当时吃得头上汗津津的，也算是微微汗出了。之后，感冒霍然而愈。

对此我们来探究一下原理：庆大霉素肯定对感冒是无效的，当时按常规应该打青霉素，但我因嫌皮试麻烦而改用庆大霉素。这个药对感冒是没有作用的，所以感冒治好了功劳不在庆大霉素。维生素 C 对细胞代谢有作用，能提高细胞对抗病菌的活力，应该起了一定的作用，但不起主导作用。那么，这个感冒是怎么治好的，且好得这么快？原因有二，一是病逾 7 日已经到了感冒自愈的期限；二是输液后 3 次小便，邪随小便而解了。这两个原因又是以哪个为主？前者显然不是主要原因，因为即使感冒到了自愈期限了，也不会输上液后立马就好的。所以，我认为快速治愈我感冒的主因是输液，因为输进 1000 毫升液体，体液稀释了，病菌融进了液体并随小便排出体外了，"表"就这样解了，感冒也就痊愈了。这也是给邪以出路的一种方法或渠道。

其实，输液治疗感冒与多饮水治疗感冒机理是一致的。因为多饮开水，体液也被稀释了，体液代谢随之加快，小便自然增多，病菌也随小便而外排了。多饮开水也罢，静脉输液也罢，殊途同归，都是增加体液，加速体液代谢，外邪通过小便排出体外，从而治愈感冒。

中医治疗感冒，主要是解表，多以辛温之剂或辛平之剂、辛凉之剂，总要通过发汗解表，使外邪从汗而解，即邪气从汗孔排出体外，感冒向愈。可见，中、西医理论上差异巨大，在感冒的治疗上方法有异，但目的一致：将外邪排出体外，所以最后的结果是一样的，就是治愈感冒。

治疗感冒的经典处方银翘散不仅是辛凉解表之剂，而且方中的芦根、竹叶不也有利尿的作用吗？说它是利尿之剂也不过分。可见，对于表证（包括感冒）发汗解表固然重要，利尿解表也不可忽视。伤寒大家胡希恕在《伤寒论讲稿》中讲到五苓散证的治疗时，多次强调对于外感加蓄水证单纯地解表是不行的，必须解表和利尿同施才可获效。邪水搏结，必须分解，解表与利尿同施，外邪、水饮才可同时消解，五苓散证方可向愈。

食积感冒，儿童、老人较为常见，对此单纯地解表效果也不理想，只有解表与消食导滞两法同施，感冒才容易治愈。这里的导滞即是通畅大便，有通便解表之意。

综上所述，汗法是给邪以出路，利尿也是给邪以出路，通便同样也是给邪以出路；西医用多饮开水、输液等方法治疗感冒，则是另外一种形式的给邪以出路。"它山之石，可以攻玉"，作为医者，我们应接纳、借鉴、吸收西医等医学精华，改进、提升、丰富、完善中医的诊治方法，为我所用，提高自己的医疗技术，为病人提供更好的医疗服务。

伤食小议

伤食就是伤于饮食所致的病证，多见于老人、儿童、脾胃偏弱者，是由于饮食过多，超过了胃肠的消化能力而造成的一类疾病，也叫食积、积滞等。对其叫法，我认为还是叫伤食比较好，因为"伤"字有受伤的意思，对其病理的理解更直观，也更深入一层，即通过饮食的现象看到胃肠受伤这一本质。

食积、积滞只是一种病理概念，病人胃肠里未必真有原来的食物积聚在那里。

审因论治，伤于食就消食导滞，可用麦芽、谷芽、神曲、山楂、槟榔、鸡内金、五谷虫等药物治疗。还有一种办法，就是伤于什么食物就用什么食物炒焦煎汤服用，效果也不错。

其实,消食导滞的药物不但有助消化的作用,还有养胃的作用,养胃的目的就是"疗伤",疗被食物造成的"胃肠损伤"。这样理解,就不会着眼于胃肠中是否还有真正的食物、积滞等有"形"的东西,而影响治疗思路、处方用药了。

从《易经》坎卦谈失眠的治疗

坎卦,两阴加一阳,水火和谐、阴阳协调,揭示了中医的肾阴肾阳的关系。

下面我们说说失眠——不寐的治疗。

《黄帝内经》云:"阳入于阴,谓之寐。"我认为这里的阳是指肾阳,就是坎卦中的"一阳";这里的阴则是肾阴,也就是坎卦中的"两水"。

寐是自然现象:大地因为太阳落山而寐;太阳落山了,鸡、狗、猪等也进入睡眠了;花生、合欢树的叶子也闭合了——也进入睡眠状态了;人自然也是日落而息要睡觉的!

可见,这个寐不是我们人类所专属的,地球、动物、植物都要寐的!

那么，不寐是什么？

"阳不入于阴，谓之不寐"，即肾阳白天应该在外"巡逻"工作（卫出下焦等都源于此），晚上就要归其本位入到两水之间。就这样周而复始的工作、休息。

如果两水太少了，即阴虚了就会导致一阳难以入阴——阴少盛不下阳而不寐！相反，如果一阳太弱小——阳虚了，这个阳也不愿入阴。为什么？水太多、太寒，阳进去也受不了还得出来！

实际情况怎样？冬天没有暖气很难睡着，一直到把被窝捂暖和了才可以入睡；夏天没有空调也不好入睡——热得睡不着！所以，治疗不寐的两大法门就是：滋阴降火安神，方用酸枣仁汤加减；补阳潜阳安神，方用肾气丸加潜镇药。前者多见，后者知道的就少了，或临床少用，但确可收桴鼓之效。

中医治疗冻疮、烫伤

《黄帝内经》曰："寒者热之，热者寒之。"就是说，寒性的病症要用热性的药物治疗，热性的病症要用寒性的药物治疗。

冻疮是寒性病症；烫伤是热性疾病，这是常识。按《黄帝内经》的理论，治疗前者就需要热性的药物。今转《南方医话》一方证之：

方药：生石灰。

用法：金属盆1个放水，上置木板一块，将冻手或脚洗净放木板上，徐徐往盆里放生石灰，产生热气，用旧布罩住手脚、盆口，让热气熏蒸冻疮部位；若太热则掀开旧布散热后再盖好，不甚热则再加石灰以增热，如此反复几次即可。

效果：一般1~2次即愈。

考：生石灰系在炉内烧炼而成，吸收了大量的热能，应属大热之药，因此能治寒冷疾病冻疮。

该疗法，我亲自试用2次即愈；我外甥女也用过，也是2次痊愈。

或许有人会问，不用生石灰只用热气是不是一样可以治疗冻疮？其实，不然。我试用过，效果不著。

再看烫伤的治疗，确有不少好方，但大多以寒性的药物为主，比如石膏、黄连、麻油等，是典型的"热者寒之"。艾灸治疗烫伤时，用这些药确有良效。

海南痹证为什么不多

初到海南琼海，第一感觉怎么满街都是摩托车？琼海简直就是摩托车的世界！后来了解到，这里属于丘陵地带，路高高低低，摩托车是最好的代步工具。

在北方骑摩托车者十有八九会得风湿痹证，所以出于职业习惯，到了琼海一上摩的我就会问司机：你们这里患关节炎的多不多？回答多是不多。我感到很奇怪，怎么会不多呢？这里的人骑摩托车又多不戴护膝，关节炎病人应该更多才是。

与我儿子谈起这个疑惑，儿子讲这里不冷啊。一语惊醒梦中人，无意间，儿子这个外行反把这个谜底给解开了。

风湿是西医的说法，中医对关节炎这类病叫痹证。《黄帝内经》曰："风寒湿三气杂至，合而为痹。"海南气候炎热，四季如夏，几乎没有冬季，没有寒冷，风寒湿三气少了寒这么一气，没有三气杂至，所以就无法合而为"痹"了！也就是说，只有风邪、湿邪是不行的，没有寒邪，痹证是不会形成的。

另外，海南四季如夏，气候炎热，稍一活动或穿得多一点，即使在冬至之后的"寒冬"仍会出汗，其他三季出汗几乎是常态。而不时的、频繁的汗出，使平时侵犯机体的风、寒、湿邪还未能"与正气相搏""结于关节"成痹就随汗而解了。这是海南痹证少发的又一原因。

所以，尽管海南潮湿，海南骑摩托车的人多，海南的风也不小，但这个痹证在海南并不是多发病。

血虚是历节发病的内因

《金匮要略》云："太阴脉浮而弱，弱则血不足，浮则为风，风血相搏，即疼痛如掣。"可见，在仲师看来，血虚是痹证、历节的发病内因。《黄帝内经》云"邪之所凑，其气必虚"，还有"邪受虚地"之说。经络、筋脉、骨节血虚，孔、窍、隙空虚，风寒湿邪便有可乘之机，所以血虚是历节发病的内因。

血虚，给邪入侵机体创造了条件，风寒湿邪是造成历节的外因。外来风寒湿邪与不足的营血相搏斗，邪即附着、沉积、聚集于机体，造成局部气血不通，不通则痛，历节成焉。

可见，历节的病理就是血虚和外邪，两者搏结在一起，造成局部的气血闭塞不通而造成局部关节肿胀、疼痛。

明确了病因病理，治法就是扶正祛邪，即养营血、祛风寒湿、通经络。

后世对这一学说深有体会者首推金元名医朱丹溪，在其论述痛风（朱丹溪将痹证、历节等归于痛风）的病因病理时即极为重视血虚。另外，朱氏还有所发展，即在重视血虚的同时，认为历节日久，不但血虚，还易致血瘀、化热，从而形成了血虚、血瘀、化热、风寒湿聚、正虚邪恋、邪正交争、难解难分的不易康复的局面。所以，朱氏在用药上除抗风寒湿外，尚用养血、化瘀、清热的药，如当归、白芍、桃仁、红花、川芎、黄柏、龙胆草等。看似杂乱无章，其实均为有的放矢、井然有序地对因、对症进行治疗的经验心得。

《格致余论》云："彼痛风者，大率因血受热，已自沸腾，其后或涉水，或立湿地，或偏取凉，或卧当地，寒凉外搏，热血得寒，污浊凝涩，所以作痛，夜则痛甚，行于阴也。"这里朱丹溪明确指出本病因是自身血分受热，再受风寒湿等诱因而致，与一般风湿病先从外受六淫不同。一是血热在前，受寒在后；二是热血得寒，而污浊凝涩，如同热气遇寒流结冰；三是其痛所以夜剧，是行于阴分之故。在治法上，虽"以辛热之剂，流散寒湿，开发腠理，其血得行，与气相和，其病自安"，然亦有灵活化裁。一例是30岁女性病人，因食味甚厚，性情急躁，挛缩数月，诊为夹痰与气证，当和血疏气、导痰，以潜行散（单味黄柏）入生甘草、牛膝、桃仁、通草、炒枳壳，姜汁煎，半年而安。二例是60多岁男性病人补血温血，以四物汤加桃仁、牛膝、陈皮、生甘草，入生姜研潜行散。三例是20多岁的男子，痢后患痛风，诊为恶血入经络，血受湿热，久必凝浊，所下未净，留滞隧道，所以作痛，用四物汤加桃仁、红花、牛膝、黄芩、陈皮、生甘草，入生姜研潜行散。

可见，血热，热血沸腾，猝受寒邪，寒热相击，污浊凝涩，痰浊瘀血痹阻关节，是痛风的病理关键。所以，治疗以桃红四物汤和潜行散为主，养营血、清血热、祛风寒、燥湿化痰。

治痹勿忘滋阴血

痹证是指在人体正气不足时，风寒湿邪侵袭机体关节、筋骨、肌肉组织，导致局部经络气血不畅引起的以疼痛、重着、屈伸不利为主症的一类病证。汗出当风、久处湿地、涉水冒雨等，均可使风寒湿等邪气侵入机体经络，留于关节，导致经脉气血闭阻不通，不通则痛。对其治疗古今中医多以祛风、散寒、除湿为主要治法，但效果不尽如人意。我的临床体会是在以常法治疗痹证的同时，佐以滋阴养血之法，疗效颇著。机理何在？今就此探讨如下，以就正于同道。

1. 湿邪侵犯之地乃阴血亏虚之所。

《黄帝内经》云"邪之所凑，其气必虚"，即邪犯虚地之意。根据同气相求理论，有形湿邪易犯阴血亏虚之地。换言之，湿邪侵犯之地乃阴血亏虚之所。而痹证是"风寒湿三气杂至，合而为痹"的，所以痹证除有气虚、阳虚之证外，尚有阴血不足的见证。也就是说风寒湿三邪侵犯机体的前提是阳气不足、阴血亏虚。对此，古人早有认识，如《金匮要略》在论述历节（属痹证范畴）病因时云："太阴脉浮而弱，弱则血不足，浮则为风，风血相搏，即疼痛如掣。"明确指出血虚是痹证的发病内因。《丹溪心法》论痛风（属痹证范畴）时则云："瘦人肢节痛，是血虚，宜四物汤加防风、羌活。"《类证治裁》云："诸痹……良由营卫先虚，腠理不密，风寒湿乘虚内袭，正气为邪气所阻，不能宣行，因而留滞，气血凝涩，久而成痹。"

其实，机体的正常运行一靠阳气的温煦，二赖阴血的滋养，对于机体关节尤其如此，即不但需要阳气的推动和温煦，更需要阴血津液的润滑和滋养。若关节过劳损耗阴血津液并超出机体的代偿能力时，关节腔隙中的阴血就亏虚了；阴血亏虚了，关节腔隙就腾出空隙，给有形之湿邪乘虚而入提供了条件。当风邪过盛，湿邪夹着寒邪一起侵犯机体，入驻关节腔隙，风寒湿三邪与气血相搏结，经络气血运行不畅，不通则痛，痹证乃发。《伤寒论》云"血弱气尽腠理开，邪气因入，与正气相搏，结于胁下"，说的是小柴胡汤证的发病机制，其实对痹证的病理同样适用，乃至可以泛指整个外邪致病的发病机制。此处的区别，只是病因由风寒之邪变为风寒湿邪，病位由结于胁下变为结于关节而已。叶天士《临证指南医案》云："其实痹者，闭而不通之谓也。正气为邪所阻，脏腑经络，不能畅达，皆由气血亏损，腠理疏豁，风寒湿三气，得以乘虚外袭，留滞于内，致湿痰浊血，流注凝涩而得之。"说得非常清楚。

2. 治痹名方不乏滋阴养血之品。

痹证属常见病、多发病，对此历代名医积累了丰富的治疗经验，提炼了不少至今仍用于临床的名方良药，如《金匮要略》中的乌头汤、桂枝芍药知母汤，《备急千金要方》中的独活寄生汤。这些名方，除重视祛风散寒除湿外，亦重视滋阴养血。

乌头汤由麻黄、芍药、黄芪各三两，甘草（炙）三两，川乌五枚，蜂蜜二升组成，主治"病历节不可屈伸，疼痛"的寒痹，方中用芍药、蜂蜜滋阴养血。

桂枝芍药知母汤由桂枝四两、芍药三两、甘草二两、麻黄二两、生姜五两、白术五两、知母四两、防风四两、附子（炮）二枚等组成，主治"诸肢节疼痛，身体尪羸，脚肿如脱，头眩短气"的尪痹，方中亦用芍药、知母滋阴养血，其中知母用至四两，仅次于生姜、白术的用量。

独活寄生汤由独活三两、寄生二两、杜仲二两、牛膝二两、细辛二两、秦艽二两、茯苓二两、桂心二两、防风二两、川芎二两、人参二两、甘草二两、当归二两、芍药二两、干地黄二两等组成，主治肝肾不足之痹证，方中当归、芍药、干地黄、川芎即为养血活血的名方四物汤。

《丹溪治法心要》痛风方由"人参一两、白术二两、熟地黄二两、山药一两、海石一两、川黄柏二两、锁阳五钱、南星一两、败龟板二两、干姜五钱"组成，主治"气血两虚，有痰便浊阴火痛风"，方中熟地黄、山药、龟板即为滋补阴血之品。

《丹溪手镜》中则明确指出痛风"亦有血虚痰逐经络，上下作痛"，治宜"四物汤、桃仁、牛膝、陈皮、甘草、白芷、黄芩、草龙胆"者。

《赤水玄珠》活血丹"治遍身骨节疼痛如神，熟地黄、当归、白术、白芍、续断、人参各一两"。麒麟散"治寒湿传于经络，疼痛不可忍。血竭、乳香、没药、白芍、当归、水蛭、麝香、虎胫骨"。

可见，古人在处方用药治疗痹证时，佐滋阴养血之品似已成定法。

3. 滋阴养血之品本就擅治痹证，《神农本草经》早有记载。

众所周知，祛风、散寒、除湿等药擅治痹证，且为临床常法；滋阴养血之品治疗痹证不但知之者甚少，似还有悖中医治痹理论。实则不然，《神农本草经》所载滋阴养血药中就不乏擅治痹证者，如"干地黄，味甘寒，无毒，逐血痹……除寒热、积聚，除痹"；"芍药，味苦平，主邪气腹痛，除血痹……止痛"；"石斛，味甘平，主伤中，除痹"；"沙参，味苦微寒，主血积惊气"；"枸杞，味苦寒，主五内邪气……周痹，久服坚筋骨"；"柏实，味甘平，主惊悸……除湿痹"；"酸枣，味酸平，主邪结气聚，四肢酸疼，湿痹"；"天门冬，味苦甘，主诸暴风湿偏痹，强骨髓"；等等。可见，这些药物不但功擅滋阴养血，同时还有直接除湿、逐痹、除痹等功效，为滋养阴血治痹提供了本草依据。

4. 滋阴养血软化稀释有形之邪，有利于痰湿瘀血的祛除。

痹证是机体阳气、阴血不足时风寒湿三邪乘虚侵犯机体关节，使局部经络、气血运行不畅所致。而经络气血的痹阻，使原来滋养、润滑关节的阴血津液运行不畅，进而留滞变为痰湿、瘀血，并与外来湿邪胶浊在一起，使痰湿、瘀血更加黏着、胶结。此时若一味化痰利湿，往往欲速不达，事与愿违，痰湿愈加黏着难解；若佐以滋阴养血之品，则可软化稀释痰湿、血瘀，使痰湿瘀血等邪气排出体外。这与西医之雾化吸入治疗肺内黏痰是一个道理。所以，治痹祛邪固然重要，但滋养阴血同样不可忽视。

5. 祛风散寒化湿之品多辛香走窜，每易损伤阴血。

治痹常用中药如羌活、独活、白芷、防风、威灵仙、乌头、附子、细辛、白芥子、南星、苍术、薏苡仁等，多辛香燥烈，在祛风散寒化湿的同时，每易伤阴耗液，所以治痹的同时必然损伤阴血，故在处方用药时佐以滋阴养血之品可防患于未然，避免祛邪伤正之弊。这里的化痰祛湿与滋阴养血同伍，亦符合方剂学中君臣佐使的处方法度。

临床所见，痹证日久，身体羸弱，邪气未净，正气亦伤，其中阴血的亏虚更为明显，类风湿关节炎后期多属此种情况。此时若单纯"抗风湿"治疗效果多不理想，甚者越治越重，非佐以扶正补虚，尤其是滋阴养血之法，则难以取效。

典型病例

姚某，女，52岁，2010年10月20日初诊，患类风湿关节炎2年余。平素肩、膝、手指关节疼痛，活动不利，晨起、阴雨天加重，饮食可，二便尚调，双手指关节肿大，伴四肢乏力、失眠多梦。舌质淡苔白，脉沉弦。曾用西药治疗3个多月，病情不减而前来求诊。

治则：祛风散寒、清热燥湿、活血通络、滋阴养血。

处方：防风10克、羌活10克、白芷10克、威灵仙10克、桂枝10克、川芎10克、当归10克、白芍10克、酸枣仁30克、天冬15克、甘草10克、川牛膝15克、黄芪15克、防己10克、红花3克、炒黄柏30克、龙胆草3克、姜黄10克、陈皮10克、神曲10克、制胆南星10克、苍术30克、青风藤20克、海风藤20克、穿山龙20克、麦芽30克、白酒50毫升。

5剂。

用法：水煎服，日 1 剂，饭后温服。

二诊：药后关节肿痛减轻，四肢较前有力，动易汗出，苔白薄腻，脉沉弦。上方去防风，苍术减为 10 克，加黄芪 30 克，5 剂。

三诊：药后舒适，关节疼痛若失，动则汗出减少，舌脉同前，原方继服 5 剂。

后以上方为主，蜜丸缓图，调理半年余，病人病情得以控制。周身关节基本无疼痛，手指无肿大，阴雨天也无明显不适，四肢有力，饮食、二便正常，已能从事轻体力劳动。

6. 滋阴填窍，断绝痰湿瘀有形之邪回路。

痰湿瘀血乃有形之邪，有形之邪必占正道——关节筋脉孙络阴血所居之地，致使经络痹阻、气血不通，不通则痛，痹证遂成。若在治疗痹证时，只是祛风、化湿、祛瘀，势必痰湿瘀一边祛除，一边又复来侵。也就是说，痰湿瘀祛除的同时必然腾出空隙，这个空隙有形的正气阴血不去占领，邪气痰湿瘀血必然就去占领。所以，祛邪的同时佐以滋补阴血之品，邪气就无容身之地。

综上所述，痹证属正虚邪实之证，本在气血阴液不足，标在风寒湿邪痹阻。治宜扶正祛邪，标本兼治，尤其不要忽视滋养阴血之法。临床宜分期论治，早期宜以祛邪为主，扶正为辅；中期则扶正、祛邪并重；后期则宜以扶正为主，祛邪为辅。总之，在治疗痹证的整个过程中，滋阴养血应贯彻始终。我的经验是临床即使无阴血不足之见证，佐以滋养阴血之品，亦常收事半功倍之效。

朱丹溪擅用黄柏、龙胆草治痹证

痹证是"风、寒、湿三气杂至，合而为痹"，所以祛风、散寒、除湿乃正治之法，但临床未必尽效。金元名医朱丹溪治疗痹证（朱丹溪称为痛风）别有心得，在祛风、除湿、散寒的基础上，尤擅用苦寒之黄柏、龙胆草，验之临床，疗效颇著。

首先，痹证尤其是历节——类风湿关节炎、痛风等疾病，一般病情缠绵，病程日久，而风寒湿邪郁久就会化热，这是湿邪痰浊的特性。换言之，只要痹证日久不愈，化热是必然的。这是朱丹溪用黄柏、龙胆草治疗痹证的病理依据。

其次，朱丹溪的成名理论或学术标志是"阳常有余，阴常不足"。也就是说通常情况下人体的阳气偏旺，阴血相对不足，这是机体正常的生理状况。而在病理情况下，就容易出现"相火偏盛"的状态。针对这个偏盛的相火，自然要用苦寒的药了。黄柏不但可以清热，而且可以滋阴、潜阳、降火，是抑制相火妄动的首选；龙胆草也擅泻有余相火。痹证病人的病理和其他病人一样也有这个偏旺的相火存在，所以宜用黄柏、龙胆草。这是朱丹溪用黄柏、龙胆草治疗痹证的理论依据。

最后，湿邪痰浊贯穿于痹证发生、发展的全过程，所以化湿、祛痰治疗痹证也应贯彻始终，而黄柏、龙胆草苦寒燥湿，龙胆草还有利尿的作用，擅泻肝胆湿热，给邪以出路，使湿热之邪由小便外排，故用得其所。

招远民间中医尹先生对类风湿关节炎的治疗颇有心得，认为黄柏、龙胆草等苦寒药治疗类风湿关节炎另有寓意。尹氏云，口香糖黏着于衣服上用通常的方法难取干净，简单的办法就是将衣服放在冰箱里冷冻一下，黏着的口香糖就很容易取净了。类风湿关节炎多属顽痰死血胶着难解，用苦寒药与用冰箱冷冻口香糖之意颇似，使之"遇寒冷缩、变脆"，易于清理、排出体外。另外，将上述痰浊瘀血等病理产物"冰冻变脆"离开肌肉关节之后，如何将之"运输"出去？龙胆草有利尿作用，给邪以出路，可将这些"垃圾"通过"水路"转出体外。

在具体运用上，朱丹溪也有讲究：黄柏、龙胆草多酒浸炒，或入白酒同煎。这样处理，一是降低了其苦寒之性，缓和或避免了伤胃的弊端；二是增加了药物的通达之性，有利于协助其他药物解除痹证"不通"的病理。

中医不传之秘在量，黄柏、龙胆草治疗痹证对量的诠释颇为典型。龙胆草，朱丹溪一般用量很小，1～3克。取其导邪于水道、排出体外之意；也有向导之意，所以量宜小不宜大。黄柏一般用至 30 克。入下焦，引邪入水道，滋阴降相火，坚阴壮腰膝，"治下焦如沤，非重不沉"，所以用量宜重不宜轻。

典型病例

杨某，女，30 岁，2007 年 3 月 12 日初诊。患类风湿关节炎 5 年余，平素肩、膝、手指关节疼痛，畏风怕冷，活动不利，晨起加重，饮食一般，偶恶心，二便尚调，双手指关节肥大、僵硬，形似"鸡爪"，不能紧握，伴头晕、耳鸣、腰酸。舌质淡苔薄腻，脉弦少力。瑞金医院给予瑞培林每日 2 次，每次 50 毫克，早晚饭后服用。服药后疼痛稍缓，减量后病情加重。近因关节酸痛加重而前来求诊。治拟祛风散寒、清热燥湿、活血通络，佐以滋阴养血之品。

处方：防风 10 克、羌活 10 克、白芷 10 克、威灵仙 15 克、桂枝 10 克、川芎 10 克、当归 10 克、白芍 10 克、甘草 10 克、川牛膝 15 克、黄芪 15 克、防己 10 克、红花 3 克、炒黄柏 30 克、龙胆草 3 克、姜黄 10 克、陈皮 10 克、神曲 10 克、制胆南星 10 克、苍术 30 克、青风藤 30 克、海风藤 30 克、穿山龙 30 克、天冬 30 克、知母 30 克。

30 剂，共研细末，蜜丸，每丸 10 克。

每日 2 次，每次 1 丸，早晚饭后温开水送服。

上药服至1个月始见效果，症状减轻；服至2个月症状消失，停掉西药；服至3个月症状解除，体征基本消失。

后以上方加淫羊藿、巴戟天、生地黄、熟地黄等补肾之品，制成丸剂善后。随访至今，病未发。

按：类风湿关节炎属中医"顽痹"，朱丹溪认为属于"痛风"范畴，目前治疗尚无满意方法。病程缠绵，病情顽固者，尊丹溪法常获良效。我的临床经验是初诊宜汤剂，以期快速见效，给病人以信心，不然1个月方见疗效，病人多因难以接受而放弃治疗。待病情得以控制后，改丸剂缓图收功。

此外，我的体会是乌蛇、白花蛇、蜈蚣、全蝎、僵蚕等虫类药并不像传言中的那么神效；雷公藤、马钱子等毒药对类风湿关节炎来说也不是灵丹妙药。这是我若干年前临床走过的弯路，一并记录于此，仅供参考。

儒门治痹三部曲

张从正，字子和，号戴人，宋金睢州考城人。张氏对于汗、吐、下三法的运用有独到的见解，积累了丰富的临床经验，扩充了三法的运用范围，形成了以攻邪治病为主的独特风格，为中医学的病机理论和治疗方法做出了莫大的贡献，被后世称为金元四大家之一，又称为"攻下派"的代表。其代表作为《儒门事亲》。

儒门，应该是指倡导仁义礼智信的大户人家；事亲，这里的亲有三个含义：一是父母双亲及祖父母等直系亲属，二是同里乡亲，三是衣食父母——病人。总的意思是指，出身于很讲"仁"的这么一个大家庭里的中医，写的这么一本书主要是为父母双亲、同里乡亲和病人服务的。

近期我再次翻阅《儒门事亲》，对其"指风痹痿厥近世差玄说二"中治疗痹证"三部曲"颇感新奇，对临床治痹大有启迪，略陈于下，供同道参考。

我们先看张氏的案例：陈下酒监魏德新，因赴冬选，犯寒而行。真气元衰，加之坐卧冷湿，饮食失节，以冬遇此，遂作骨痹。骨属肾也。腰之高骨坏而不用，两胻似折，面黑如炭，前后廉痛，痿厥嗜卧。遍问诸医，皆作肾虚治之。余先以玲珑灶熨蒸数日，次以苦剂，上涌讫，寒痰三二升。下虚上实，明可见矣。次以淡剂，使白术除脾湿，令茯苓养肾水，责官桂伐风木。寒气偏盛，则加姜、附，否则不加，又刺肾俞、太溪二穴，二日一刺。前后一月，平复如故。

这个案例给我们一个启示，就是治疗痹证，要分三步走。

第一步，汗解。张氏用的是外治法，热疗熏蒸数日。临床上可选用火炕疗法、热药洗浴、热药熏蒸、新疆夏天中午的沙疗、蜡疗等，总之是通过热疗外治让病人微微汗出，让侵入机体日久的风寒湿邪主要是风寒之邪从哪里来的再从哪里出去（汗孔）。风寒湿邪犯人日久，所以祛除风寒湿邪也不是一日之功，要慢慢来，至少要数日。这是治疗痹证的第一个阶段，主要针对的是风寒之邪，即通过热疗汗法使风邪排出体外，孤立湿邪、寒邪，为下一步祛除湿邪、寒邪奠定了基础。

第二步，内服药物健运脾、绝痰湿。脾为生痰之源，脾主运化，脾气健运了，痰湿自然就消除了。另外，湿邪之所以侵犯机体还与脾胃虚弱运化无力有关，正如《黄帝内经》所云"邪之所凑，其气必虚"。所以，张氏用白术、茯苓健脾益气、淡渗利湿，以期将体内的湿气运化掉，从小便排泄掉。临床上可选用参苓白术散、五苓散、人参健脾丸等健脾利湿。这是治疗痹证的第二个阶段，主要针对的是湿邪，是通过健脾达到除湿的目的。

第三步，补肾。张氏主张在健脾渗湿方药的基础上加姜、附，或者刺肾俞、太溪两穴，即重点是补肾、温肾。脾肾同补，祛除寒湿，乃治病求本之法。这是治疗痹证的第三个阶段，主要针对的是机体功能的调节，是通过提高脾肾运化、代谢水湿的功能来达到祛除体内寒湿之目的。

综上所述，痹证多属慢性病，主因是"久处湿地"，关键是一个"久"字，是风寒湿邪日积月累渐侵的结果，所以治疗痹证不能性急，要慢慢来，要打持久战，按部就班，一般分三步治疗：第一步，用热疗外治汗解风邪；第二步，用健脾渗湿之剂消解缠绵湿邪；第三步，用健脾补肾之剂治病求本根除体内寒湿之邪。如此，风邪得驱，湿邪得利，寒邪得散，风、寒、湿三邪消解，痹证自然痊愈；脾运健、肾气充，风寒湿邪再难入侵机体，痹证也就不会再次发作了。

中医治疗 2 型糖尿病的探讨

糖尿病是一种常见的内分泌代谢性疾病，属中医消渴病范畴。由于其具有患病率、致残率及并发症高等特点，与心脑血管病和癌症并称为危害人类健康的三大疾患。据世界卫生组织报告，全球范围内糖尿病人数高达 1.25 亿，预计这一数字到 2025 年将增加到 2.99 亿。因此，对其进行积极有效的预防和治疗具有重要意义。然而，目前糖尿病的治疗主要还是依靠降糖药和胰岛素来控制血糖上升，不能从根本上解决问题，长期使用还会导致药物的依赖性和肝肾毒副作用；传统中药仅起辅助治疗作用。

1. 诊治误区

首先，是病名之误。自古以来，中医没有糖尿病这个病名。国人历来讲师出有名，中医治疗也是如此。比如，大家认为真心痛是西医的心肌梗死、黄疸是西医的肝炎等，就这样生搬硬套。同样的，西医的糖尿病就顺理成章地属于中医的消渴病范畴或直接等同于消渴病了。其实，消渴病的主要表现是"三多一少"，与1型糖尿病或尿崩症还有些关系，与2型糖尿病就离得太远了。临床所见，2型糖尿病病人吃得不多，喝得也不多，小便也不是很多，消瘦更是鲜见，相反肥胖倒是占了多数。所以，就是硬套也不能把2型糖尿病与消渴病画上等号。因此，基于消渴病等同于2型糖尿病的这一认识进行中医治疗怎么会有好的效果呢？

其次，是病理之误。前面讲过，大家想当然地把2型糖尿病当作古代的消渴病了，所以病理的确认也就随消渴病而确定了。消渴病的基本病理是阴虚燥热，2型糖尿病自然也就是"阴虚燥热"了。这是一个想当然的推理。

既然病名误冠、病理误推，依据病名或病理进行立法处方的治疗会有效果吗？一误再误，再误必误，结果自然可想而知。这是中医治疗糖尿病效果不尽如人意的根源。

2. 发病主因

人类为何会患糖尿病？中医和西医有不同的解释。中医学认为是阴虚津伤所致；西医学认为糖尿病的发病，包含着饮食因素、情志因素、感染因素、环境因素等。我认为脾失运化才是糖尿病的发病主因。

一般认为，胰脏属于中医脾的范畴，或者说胰脏属于脾脏系统的一个组成部分。脾的功能是什么？一是主运，二是主化，合称"脾主运化"。

脾主运是什么意思？就是脾脏具有把体内的水湿、痰浊及时运输到体外的功能。脾脏健康，运转正常，体内代谢产生的痰湿就会被及时清理掉，这就叫作"脾主运"。

脾主化是什么意思？有两层含义：一是吸收进入肠道内的营养物质，二是把这些营养物质变化成血液供给心脏，然后通过心脏供养全身四肢百骸。当脾的这种功能减弱、不健全时，通常又叫脾虚，就是我们所说的"脾失运化"或"脾运不健"，体内的湿邪就会停留、积聚，时间长了就会发热，由单纯的湿邪转化为湿热之邪。湿热内蕴，困遏胰脏，胰岛细胞处于"水深火热"之中不能舒展、细胞萎缩、功能减退，不能按需分泌胰岛素，不能把血糖稳定在正常范围内，血糖升高，糖尿病发。脾功能不健，营养物质，尤其是维生素、矿物质、微量元素等微物质，不能被吸收或吸收不良，远远达不到胰岛细胞的生理代谢需求时，胰岛细胞就会处于饥饿状态，时间长了，胰岛细胞就会萎缩、损伤，功能随之减退，分泌胰岛素功能降低，血糖升高，糖尿病发。有人或许疑惑：现在吃的喝的不错啊，营养够丰富的啦，怎么会是饿出来的糖尿病呢？其实，道理很简单，普通营养如蛋白质、脂肪、糖不但不缺乏，而且过剩，而微物质则往往匮乏。原因一是脾的吸收功能下降了，这些微物质自然吸收进入体内的就少了；二是由于环境的改变、水的污染、气候的变异、人为温室的建造（大棚）、土质的贫瘠等因素，我们目前的食物所含的微物质太稀少了。如果我们脾脏化的功能降低了的话，胰脏必需微物质必然缺乏，饿出来糖尿病就再正常不过了。

脾失运化是糖尿病发病的内在原因，那么，进一步追根溯源，脾失运化又是怎么引起的呢？

一是先天的原因，即脾气偏弱体质者容易导致脾失运化。研究发现，胰岛素基因、胰岛素受体基因、葡萄糖激酶基因、胰高糖素受体基因、磺脲类受体基因的突变等均可能与2型糖尿病有关；1型糖尿病与杂合二聚体基因强相关。也就是说糖尿病具有遗传性，但这种遗传只是遗传了糖尿病的易感性，有这种易感性的人群容易患糖尿病。现代医学的这一观点，与我们提出的"脾气偏弱体质容易导致脾失运化，进而导致糖尿病"具有相通之处。

二是劳作太过，即过劳、过累容易引起脾失运化。中医讲"劳倦伤脾"，说的就是这个意思。

三是饮食所伤。饥饱不均、暴饮暴食、饮食毫无规律等，均可引起脾胃受伤，正如《脾胃论》所言"饮食劳倦，皆伤于脾"。正常的饮食习惯是一日三餐，所以胰岛也用不着时刻处于战备状态。一般来说，胰岛在餐后工作，分泌胰岛素；空腹时则基本上不需要工作，可进行自我休整。如果这种传统的生活方式发生了大的变化，如饮食无规律，早晨不吃饭，半夜吃夜宵，合胃口的吃得太多，不合胃口的吃得太少，势必干扰了胰岛的这种按时工作、休息的秩序，久而久之，必然会影响胰岛分泌胰岛素的功能。这是现代都市白领近年来好发糖尿病的主因。

四是紧张、压力过大、作息不规律等也会造成脾胃虚弱。如《黄帝内经》讲的"思虑伤脾""思伤脾"就是这个意思。现代医学认为，精神刺激、精神紧张或情绪波动等精神因素可扰乱大脑皮层的正常生理活动，出现中枢神经系统指挥失灵和对抗胰岛素的物质代谢失常，诱发或加重糖尿病。中医学还认为精神因素容易伤肝，"肝主疏泄"，肝伤了就不能很好地主疏泄，血中过多的糖不能被及时疏泄而转化为肝糖原，血糖随之升高而发糖尿病。

3. 基本病理

我认为湿热内蕴困阻胰岛是糖尿病的主要病理，并贯穿糖尿病初期、中期、并发症期各个阶段。

那么，湿热又是从何而来？一是先天禀赋，也就是说湿热体质的人容易患糖尿病；二是饮食的原因，如大鱼大肉、高糖食物、饮料、烧烤、火锅等，都会使体内产生湿热；三是脾失运化，湿浊停聚，湿浊郁久化热，湿热由生。那么湿热内蕴困阻胰岛在糖尿病的发生、发展过程中是怎样起作用的呢？

首先，湿热内蕴，充斥三焦，遏阻胰脏，就像梅雨季节东西容易长毛生菌一样，胰脏被湿热所困不能发挥作用，自然胰岛素分泌就会减少，血糖由此升高；久则损伤胰岛 B 细胞，不能正常维持糖代谢，血糖积聚血中，反过来又加重了湿热，形成恶性循环，使病情逐步加重，最后并发心脑血管、肾脏、眼底等疾病。

其次，湿热内蕴，不但损伤胰脏，还会损伤其他脏器，如侵犯肾脏引起蛋白尿、尿毒症；侵犯心脏引起冠心病；侵犯足部引起糖尿病足等。糖尿病病人虽表现为口干、口渴等阴虚之症，但我们却知道这只是表象，并不是真的由阴虚造成的，而是由湿热内蕴，阴津不能化生所致。

4. 治法方药

如前所述，脾失运化是糖尿病的发病主因，湿热内蕴困阻胰岛是糖尿病的基本病理，因此糖尿病的治疗大法就好确立了——健运醒脾土、清燥化湿热。前者治本，后者治标，即一方面运用健脾、运脾、醒脾的治法恢复脾主运化的功能，另一方面运用苦寒燥湿、清化的治法使热得清解、湿得燥化，三焦清爽，把处于"水深火热"之中的胰岛解救出来，胰脏舒展了，细胞功能逐步恢复正常，治愈糖尿病就是一个时间问题了。

依据上述治疗大法，借鉴古人经验，结合我的临床心得，拟定 2 型糖尿病基本处方如下：人参、白术、苍术、云苓、砂仁、白豆蔻、玉米须、苦瓜、黄连、开金锁、薏苡仁、荔枝核、马齿苋等。水煎服，日 1 剂。

我的临床体会是对于 2 型糖尿病病人来说，服用 20 天左右症状即有明显改善，尤其像眼睛模糊、手脚麻木、身痒、心悸胸闷等并发症改善更为明显；服用 30 天左右即可减服降糖西药；服用 90 天左右血糖恢复正常。

综上所述，2 型糖尿病的中医治疗之所以效果不尽如人意，原因是多方面的。我认为，主要是病名的误读、病理的误解，随之而来的就是处方的误用，是根子上出了问题，临床疗效不好就正常不过了！

我认为，2 型糖尿病的发病主因是脾失运化，基本病理是湿热内蕴困阻胰岛，治疗大法应是健运脾土、清化湿热，治疗的目的是恢复脾的运化功能，即恢复胰岛细胞正常分泌胰岛素的功能，从而期望达到不降糖而糖降、2 型糖尿病康复的目的。

阳痿琐谈

阳痿不是大病，但系身体状况不好的指标之一，从医学角度讲，就是不健康。事实上也是如此，如病危之人，生命垂危，男性生殖器也萎缩了；但当病人转危为安，逐步好转时，最先恢复的是食欲，其次恢复的就是性欲，有了性的要求或冲动。性欲，是人体是否健康的晴雨表，不可等闲视之。

阳痿的病理，一般认为是肾阳虚衰所致，故多以温补肾阳为主治疗，但效果不尽如人意。实际上，肝胆湿热、下焦湿热、阴虚内热等热证引起的阳痿并不少见。

典型病例 1

王某，男，40 岁，建筑工人，家住杭州。2015 年 8 月初诊：腰酸、阳痿 3 个月，曾看中医服药 2 个月效果不显。查看前医处方，多鹿茸、巴戟天、淫羊藿之属，重在温补肾阳。刻诊：面赤，舌红苔黄干，脉沉细数。证属肾水不足，痿而不举。

处方：生地黄 30 克、山药 15 克、山茱萸 30 克、女贞子 20 克、墨旱莲 20 克、黄柏 10 克、麦冬 15 克、天冬 50 克、炙甘草 10 克、龙胆草 5 克、炒柴胡 5 克、炒水蛭 3 克、蜈蚣 3 条、生白芍 15 克。

水煎服，日 1 剂。

经上方加减治疗 1 个月痊愈。

典型病例 2

刘某，男，45 岁，杭州某公司老板。2015 年 7 月初诊：

失眠多年，精神疲惫，求治失眠。查舌红苔黄腻，脉弦数。证属痰热扰心，治宜清化痰热，方用温胆汤加减。

处方：瓜蒌 30 克、炒枳实 10 克、竹茹 10 克、化橘红 10 克、胆南星 15 克、制半夏 30 克、黄连 10 克、苦参 30 克、牡蛎 30 克、龙骨 30 克、肉桂 3 克、石菖蒲 30 克、茯神 15 克、磁石 30 克、合欢皮 30 克、夜交藤 30 克、炙远志 10 克。

水煎服，日 1 剂。

服药 3 周，睡眠明显改善，病人心情转好，并云近 1 年来房事很少，1 个月不到 1 次，吃了这个药，失眠快好了，性要求不知怎么强得很，每周都要行房。

病人颇感不解，我也感意外。本来治失眠，顺带把性功能减退也给治好了。纯大苦大寒之药，一味补肾药没有，却把肾给补起来了。辨证论治的威力，由此可见一斑。

临床上，按湿热、痰热、阴虚燥热等热证治疗阳痿虽不是常法，但也不鲜见。如若抱着阳虚阳痿的成见、定式去论治，效果如何可想而知。

临床上还可见到因郁致痿者，对此疏肝理气多可获愈。

典型病例 3

朱某，男，27 岁，教师，家住临沂罗庄。1986 年初诊：

婚后 1 周阳痿，夫妻同来求诊。查神情不悦，欲言又止，舌淡，脉弦。仔细问诊方知病因。

其妻云，夫妻二人系经同学介绍认识、恋爱、结婚的。新婚之夜，房事不成，之后每夜均不勃起，无法行房。夫妻感情尚可，只是婚前 1 个月女方到男方家里，正好家中没有他人，男方欲与女方同房，女方不允，男方强求，被女方打了一巴掌。

四诊合参，证属肝郁气滞所致。治宜疏肝理气，方用逍遥散加减治疗月余而愈。

临床还可见到心因性阳痿，治疗颇为棘手。我曾治一例，遗憾的是以失败告终。

典型病例 4

杨某，男，30 岁，家住临沂费县。1988 年初诊：婚后 2 年，阳痿不举。病因为婚前女方有一次来男方家中，晚上停电，男方趁此机会与女方接吻，情急之下吻错了地方，吻到女方的鼻子上，巧的是女方正好打喷嚏，结果男方嘴巴里全是鼻涕！自此，男方不欲亲近女方，更不会见女心动兴阳，即使新婚燕尔也难成好事。余以补肾、疏肝、宁心等法治疗，均无效。遂嘱病人放弃中医治疗，改请心理医生诊治。

前列腺炎治疗三法

前列腺炎有急慢之分、细菌性和无菌性之别，本文所述前列腺炎主要是指慢性前列腺炎，因为急性前列腺炎西医有很好的办法，而慢性前列腺炎无论是细菌性的还是无菌性的，中西医效果均不理想。对此，我在临床上积累了一些经验，谓"前列腺炎治疗三法"，疗效满意，今介绍于下，供同道参考。

1. 方法之一，冷处理。

前列腺炎是一种炎症。炎症的实质是局部组织的红肿热痛。无论有没有细菌、病毒感染，只要组织有红肿热痛，就是炎症。

前列腺炎，顾名思义，不论是细菌性前列腺炎，还是无菌性前列腺炎，都是炎症。事实上，前列腺炎的病理实质就是前列腺腺体组织的"充血、肿胀、疼痛、灼热"，是典型的炎症。那么，对炎症的治疗，我们看看生活中的实际情况是怎么处理的。

在体育电视转播中经常看到这样的场景：运动员一旦受伤（皮肤没有破损），医生马上跑步到运动员身边用冰块在伤处冷敷！运动医学认为，软组织损伤这种炎症，首要的治疗措施就是冷敷。

再如轻微的烫伤，也算一种炎症，而最及时的治疗就是用冷水冲洗。皮肤科常见的疮疡等细菌感染引起的炎症，除口服或注射抗生素外，外治方法也是以"冷敷"为主，忌光照、日晒。

此外，由于解剖结构和生理的原因，阴囊的温度要比我们机体的温度低 2～3℃！就是这 2～3℃ 的差异，人类男性的睾丸、附睾，乃至前列腺，才会正常工作，才会顺利完成生殖繁衍的伟大使命。可见，对前列腺进行"冷处理"也是符合其自身生理功能的；对前列腺炎的治疗，冷处理是必需的，也属正治之法。

总之，无论何种炎症，只要是以红肿热痛为主要表现者，首要的治疗措施就是"冷处理"。因为，冷处理可直接、快速地减轻组织的"红肿热痛"炎症状态、可有效减轻病人的痛苦，至少是一种治标之法。

前列腺炎的治疗也不例外，也要进行"冷处理"。那么怎样进行冷处理呢？就是用清热、凉血的药物内服或外敷进行治疗，使"炎症"减轻或消退，可选用金银花、牡丹皮、栀子、大黄、虎杖、蒲公英、赤芍等。

2. 方法之二，疏瘀滞。

膀胱、前列腺、睾丸、附睾、尿道等，组成了男性人体的"下游河道"——水（尿液）、精（精子、前列腺液）通道，如果瘀滞、瘀塞、不畅通了，尤其是前列腺像哨兵一样把守着膀胱的前沿（列于膀胱之前的腺体——前列腺名称的由来）、扼守其"咽喉"，一旦瘀滞了，小便不通畅就再自然不过了。

可见，从前列腺的解剖位置和功能来看，前列腺就像一个看守膀胱这个人体水库的闸门的管理员。膀胱这个水库什么时候放水、放多大水，除去其他因素外，还取决于前列腺是否健康、正常。

前列腺是怎么瘀滞的？前面讲过，前列腺炎是一个炎症，炎症的病理实质就是红肿热痛。这里的肿本身就是一种瘀，是水肿、充血的瘀滞；反过来，由于前列腺的瘀滞，管道、窍空闭塞不畅，新陈代谢的废物、毒素没法及时排出体外，又进一步加重了瘀滞。从而，形成恶性循环，瘀滞越来越重。所以，疏通瘀滞是解除前列腺炎症结的治本之法，是大禹治水以疏为主的上法。

那么，怎样进行疏瘀滞呢？就是用疏肝、渗泄、散瘀的药物内服进行治疗，使"瘀滞"疏导、消散、排泄，可选用云苓、麦芽、柴胡、香附、泽泻、萆薢等。

此外，中医讲肝主疏泄，肝经又绕阴器（泌尿生殖器官），肝肾同源，肾水生肝木，所以治疗前列腺炎的疏瘀滞大法应含疏肝、柔肝之法。

3. 方法之三，供营养。

由于前列腺瘀滞、炎症的关系，代谢废物排不出去，营养物质也供应不上，致使前列腺细胞缺乏营养进而使其生理功能减退、衰竭，不能看守膀胱这个水库、正常开放闸门，导致小便不畅等病症。

人体器官功能的减退，尽管因素众多，但器官细胞营养的匮乏是不可忽视的重要原因之一。

那么怎样进行供营养呢？由于前列腺位于膀胱前列、参与生殖，在西医属于泌尿生殖系统，在中医属于肾的范畴，所以补充营养也就是补肾。前面讲过，前列腺炎的治疗要"冷处理"，所以补肾就要补肾阴，而不是补肾阳，就是用滋补肾阴的药物内服进行治疗，可选用生地黄、山萸肉、山药、天冬、女贞子等，使前列腺所需营养得到补充，从而恢复其正常的生理功能，不消炎而前列腺炎症自失。

总之，上述三法可单独使用，也可参合使用，这要看病人的具体情况，即因人制宜。若能运用得当，效果将会超出病人的期望。

人流后不孕症的治疗

我认为，健康的子宫、健康的卵巢像肥沃的土地，种什么庄稼都会生机勃勃，花红果实。反之，土地板结、贫瘠，种什么也不长，就是长了也长不大、长不好！女性的子宫就像土地，只有好好保护她、呵护她，她才会"种瓜得瓜，种豆得豆"，生儿育女。

人流时子宫内膜被过多地吸刮掉，以致内膜在短期内不能完全修复好。如果保养不当，子宫内膜得不到很好的修复，"土地板结"难以受孕。如果不注意卫生，造成感染妇科炎症，也影响受孕。

人流后内分泌发生了变化，尤其是绒毛膜促性腺激素水平骤然下降，使卵巢对垂体前叶的促性腺激素一时不能发生正常反应。长此下去，激素水平低下，受孕的基础就不存在了，因此也不容易怀孕。

总之，不论是子宫内膜的损伤、生殖系统的炎症，还是激素水平的不足，都会引起不孕不育。对此应该怎么治疗？

由于不孕不育是人流引起的，是"土地板结""能量不足"等造成的，所以在治疗上也应围绕这一特殊性进行针对性治疗。具体方法就是给子宫"松土""深耕细耙"，让子宫还原成"肥沃的土地"，才好"种瓜得瓜，种豆得豆"。再就是补充"能量"，提高激素水平，就是活血化瘀、补肾益冲。尤其在经期，通因通用，因势利导，使用大剂量活血化瘀药，效果更佳。

经多年临床摸索，结合前辈经验，我拟订方药：益坤汤。

处方：菟丝子 30 克、枸杞子 30 克、五味子 10 克、覆盆子 30 克、车前子 10 克、熟地黄 30 克、山萸肉 30 克、丹参 30 克、当归 10 克、赤芍 30 克、益母草 30 克、泽兰 10 克、炙甘草 10 克、大枣 10 克、川断 30 克、桃仁 10 克、红花 10 克、怀牛膝 30 克、紫石英 30 克、鹿茸 3 克、柴胡 5 克、麦芽 30 克、郁金 10 克。

用法：水煎服，日 1 剂。

加减：经前重用疏肝理气药，经期重用活血化瘀药，经后重用补肾益冲药。

一般服药 3 个月，可望怀孕。

典型病例

梁某，女，30 岁，会计，家住临沂。1998 年初诊：2 年前病人婚前流产 2 次，婚后 1 年夫妻同居，未曾避孕，男方检查正常，至今未孕。经病人介绍来诊。予上方治疗 2 个月，怀孕，后顺产一男婴。

小儿急性腹痛的治疗

小儿急性腹痛，主要是指受凉、饮食失宜等原因造成的胃肠痉挛所致的腹痛，肠套叠、肠梗阻、阑尾炎等急腹症不在此列。治疗方法就是简单的穴位治疗，效果满意，今分享给大家。

部位：小腿肚中间两侧。

手法：拇指和食指、中指、无名指对掐，由轻到重，以患儿耐受为度（尽量用力——患儿叫痛方效）。

主治：15岁以下儿童饮食不节、受寒等引起的胃肠痉挛——胃痛、腹痛。

效果：立马见效，3~5分钟止痛。

爱爱医白术散先生的经验：取双侧夹脊穴，用力按压揉2~3分钟，也可以马上止住腹痛。用于胃肠痉挛痛、胆道蛔虫痛等，非常灵验，我用过数十年都见效，疼痛缓解后再给药。

僵蚕不可作散剂

僵蚕临床常用，散剂亦常用之，但用散剂易中毒不知各位同仁是否有此经验？今介绍给大家，供参考。

2009年春天，一女性患黄褐斑，予白僵蚕、白附子、菟丝子、白芷等粉碎，冲服。次日，她打电话云服后头晕呕吐，下午来诊，查无异常，查方我以为是白附子所致。后又一病人血糖偏高，我按《中药大辞典》单方僵蚕研粉装胶囊口服，1次5粒，僵蚕量不到1克，服后2小时病人也是眩晕、震颤、呕吐。

1 克僵蚕怎么有这么大的毒性？我不以为然，决定自服试验之，遂口服僵蚕粉 3 克，感觉无任何异常，3 小时后也没什么反应，故放心，晚上与朋友一起喝酒。喝完酒，下午 6 点多起身回家，即感头晕、不能站立，无恶心、呕吐，休息 1 小时后，方缓解回家。

后查《上海中医杂志》发现僵蚕作为散剂口服中毒早有报道！

临床经验

脑 膜 瘤

脑膜瘤是起源于脑膜及脑膜间隙的衍生物，多为良性瘤，好发于成年女性。其发生可能与内环境改变和基因变异有关，并非由单一因素造成，如可能与颅脑外伤、放射性照射、病毒感染等因素有关。外伤病人往往以头痛和癫痫为首发症状，依肿瘤部位不同，可以出现视力、视野、嗅觉或听觉障碍及肢体运动障碍等。对此，西医主要以手术治疗为主。最近治疗一例脑膜瘤病人，效果满意，从中似可得到一些启发，介绍于下，供同道参考。

典型病例

陈某，女，37 岁，海南定安农民。

入院时间：2011 年 10 月 2 日。出院时间：2011 年 10 月 14 日。

入院情况：病人因外伤致头部疼痛、出血 1 小时入院。查体：神清，双瞳孔等大等圆，颅顶部软组织见一约 3cm 的挫裂伤口，深达颅骨，伤口渗血，边缘尚整齐，双手呈手套样对称性麻木疼痛，触痛，无红肿、畸形，手指、腕部活动正常。头颅 CT：左侧顶部颅骨内板下高密度影，考虑为脑膜瘤。

入院诊断：①颅顶部软组织挫裂伤；②疑似左侧顶部脑膜瘤。

诊疗经过：入院后在神经外科给予常规检查、清创缝合、预防感染、营养脑神经等对症治疗，并行核磁共振等检查，诊断为：①颈椎间盘突出、椎管狭窄；②左顶部脑膜瘤。给予对症治疗。

出院情况：双手麻木、疼痛减轻，双下肢麻木，颅顶部软组织损伤愈合。

出院诊断：①外伤性颈椎间盘突出、继发性椎管狭窄；②颅顶部软组织挫裂伤；③左顶部脑膜瘤。

出院医嘱：①不适随诊；②卧床休息；③继续枕颌牵引治疗；④建议伽马刀治疗。

初诊：病人出院后即来门诊就医，病人自诉头痛头晕，颈部不敢活动，右侧肩、臂、手指麻木、疼痛，恶心，纳差，二便尚调。查：面暗，痛苦状，舌红，苔厚根腻稍黄，脉沉。

四诊合参，证属痰瘀互结，痹阻清窍。治宜涤痰化瘀、软坚散结、通腑泻浊。

处方：葛根50克、海藻30克、昆布30克、白芥子30克、胆南星20克、清半夏15克、甘草10克、赤芍30克、桃仁20克、丹参30克、旋覆花15克（包煎）、天麻10克、僵蚕 10 克、威灵仙 15 克、姜黄 10 克、夏枯草 30 克、金银花 30 克、怀牛膝 30 克、生龙骨 30 克、生牡蛎 30 克、干姜 10 克、桂枝 10 克、大黄 10 克、芒硝 10 克（冲服）、大枣 10 克。

7 剂，水煎服，日 1 剂，早晚饭后温服。

复诊：药后平妥，头晕头痛减轻，肩臂手麻痛亦缓。效不更方，原方继服 7 剂。

后以上方加减共服药 28 剂，症状消失，2011 年 12 月 2 日复查颅脑 CT：头颅平扫未见异常，脑膜瘤消失。

按：本例病人发病似乎与外伤有关，其实未必，因为外伤不会即刻病发脑膜瘤的，应该是早已有之，通过外伤检查发现而已。对该病的治疗，我之前没有一点经验，也没有看到这方面的个案报道，所以只能辨证论治了。对于瘤体来说，一般理解为痰浊瘀血，所以涤痰化瘀属于正治之法。本案除涤痰外，尚用海藻、甘草相反相成，化痰软坚散结。另外，大黄、芒硝的应用，使邪有出路，上病下治，使颅脑之痰浊、瘀血由大便排出体外。《伤寒论》中有腑实所致脑病，目中不了了、睛不和者，用大承气汤釜底抽薪，攻之而愈。举一反三，脑病即使不是腑实所致者也可通过通腑来治。20 世纪 90 年代我在病房工作时常收治脑外伤的病人，记得当时即佐以大黄、芒硝等药通腑泻浊治疗，病人颅内压降得快、症状改善得也快，与脑瘤通腑治疗理同。郑州一祖传中医擅用巴豆为主治疗癫痫，每日腹泻 3～5 次，据说治疗 2～3 个月即可彻底治愈，也是走脑病通腑的路子。

感 冒

感冒是临床常见的疾病之一，分风寒、风热、风湿、燥邪、气虚、阳虚、血虚等类型，故初上临床的医生较难掌握和运用治法。

感冒的病机是什么？概括地讲，就是"外邪束表，肺卫不利"，这是所有感冒的基本病理。这里所说的外邪主要指的就是寒邪。肺不利就是肺失宣降，会出现咳嗽、喘促。卫不利就是外邪压制了卫气，卫气反过来与外邪进行抗争，斗争的结果就是发热。

感冒的基本病理是外邪束表，肺卫不利。基本治法：解表宣肺。

专病专方：荆防感冒通。

处方：荆芥 10 克、防风 10 克、桂枝 10 克、甘草 10 克、羌活 10 克、杏仁 10 克、桔梗 10 克、牛子 10 克、板蓝根 30 克、鱼腥草 30 克、紫菀 10 克、款冬花 10 克、连翘 30 克、芦根 10 克。

加减：气虚者加党参 30 克、太子参 30 克；阳虚者加附子 10 克、细辛 3 克；血虚者加当归 10 克、白芍 10 克；阴虚者加玉竹 10 克、沙参 15 克。

用法：水煎服，日 1 剂，饭后温服；服后喝热稀粥，覆被微微取汗。

本方治疗感冒可以说是个通用方，在临床使用时可以不用刻意地去辨证，只要是感冒就可大胆使用。

本方的组方要点有二：一是温药的使用。"辛温发汗，汗出而散"，外邪束表，无论寒、热、风、湿，都要运用温药才容易把外邪驱散出去。二是运用宣肺的药。既然肺卫不利，就要宣肺，让肺的宣降功能得以恢复。感冒时不管病人是否有咳嗽、气喘，一律使用宣肺药。另外，临床常见感冒快治好了，病人又咳嗽了，这叫"按下葫芦起了瓢"，所以从治未病的角度考虑也需要宣肺的药物。

典型病例 1

孙某，男，25 岁，学生，家住上海徐汇区。

2005 年 10 月初诊：发热（38℃）恶寒 1 天，伴气短、乏力、偶咳，舌质淡、体胖，苔白，脉浮尺沉。

诊断：风寒感冒兼阳虚。

处方：荆芥 10 克、防风 10 克、桂枝 10 克、甘草 10 克、羌活 10 克、杏仁 10 克、桔梗 10 克、牛子 10 克、板蓝根 30 克、鱼腥草 30 克、紫菀 10 克、款冬花 10 克、连翘 30 克、附片 5 克。

2 剂，水煎服。

随诊：服药 2 剂，汗出而愈。

典型病例 2

李某，男，45 岁，行长，家住临沂。

1999 年 7 月初诊：发热（38.9℃）恶寒，咳嗽，身痛，鼻塞，口疮，舌质红，苔黄厚，脉浮数。

诊断：风热感冒。

处方：荆芥 10 克、防风 10 克、甘草 10 克、羌活 10 克、杏仁 10 克、桔梗 10 克、牛子 10 克、板蓝根 30 克、鱼腥草 30 克、紫菀 10 克、款冬花 10 克、连翘 30 克、芦根 30 克、茵陈 30 克、竹茹 10 克。

3 剂，水煎服。

随诊：服药 1 剂汗出热退，3 剂诸症消失。

典型病例 3

陈某，女，30 岁，职员，家住上海闵行。

2005 年 7 月初诊：发热（38.7℃）恶寒，全身酸痛，鼻塞、鼻涕清稀，舌淡苔白，脉浮。

诊断：风寒感冒。

处方：荆芥 10 克、防风 10 克、甘草 10 克、羌活 10 克、

杏仁 10 克、桔梗 10 克、牛子 10 克、板蓝根 30 克、鱼腥草
30 克、紫菀 10 克、款冬花 10 克、连翘 30 克、辛夷 10 克。

3 剂，水煎服。

随诊：服药 1 剂汗出热减（37.6℃），3 剂诸症消失。

按：前文讲了，导致感冒的外邪主要是寒邪，所以临床
用药当然要以辛温的药为主了。即使是风温、风热感冒我的
观点是辛温的药也要用，一派寒凉对感冒的治疗并不是最
佳，温病大家吴鞠通治疗风温感冒的名方银翘散中不也有辛
温的荆芥吗？所以，我的经验是不管是风寒感冒还是风热感
冒，温药是必不可少的。

外感咳嗽

外感咳嗽是指感受风寒、风热、风湿等外邪之后引起的
咳嗽、鼻塞、头痛、发热等病症，但以咳嗽为主；时间可
短，3~5 天，可长，1~2 个月；小儿尤为常见。临床多用
抗生素、止咳药治疗，效果多不理想；中医多讲辨证论治，
分风寒、风热等型论治。

在介绍治疗外感咳嗽的临床经验之前，先把外感咳嗽的
病机做一扼要阐释。

肺为娇脏，司呼吸，主宣发，外合皮毛，内应大肠。为

什么说肺是娇脏呢？首先，肺在五脏中对外邪最敏感，如感受风寒、风湿、风热、秋燥、暑湿、春温等，肺都会受不了，发生咳嗽。其次，闻到不好的气味，肺也受不了，也会生病。最后，饮与食，按道理说是胃的事，但不然，尤其对冷饮肺也很敏感。这是外感咳嗽好发，尤其是儿童（成年人的肺就很娇气，儿童的肺就更娇气了）好发的主因。俗话说"气炸了肺"，临床也常见一生气就气喘的病人。可见，七情的过激也会引起肺的不适。

肺主宣发。脾上输的精微通过肺的司呼吸功能加进新鲜的氧气，然后"宣"给心，通过心"传"给五脏六腑、四肢百骸，营养全身。所以，肺的天职就是宣发，一旦肺不宣发了，精微物质就滞留了，滞留的物质变成痰浊，肺就更受不了了。

外邪为什么容易引起肺失宣发、肺失肃降而导致咳嗽诸病呢？这就要从"肺外合皮毛"上找原因了。皮毛就是肺的外套，是肺在外、在表的延伸，是外肺（大肠就是肺的内肺）。皮毛一直在默默无闻地配合着、协调着肺的寒热调节、呼吸调节，如汗腺的开阖、皮肤的收紧与松弛、汗毛的舒张和紧贴皮肤等，都是皮毛配合肺工作的具体表现。打个比方，皮毛是肺的另一个鼻孔、喉咙，鼻塞、喉堵咳喘立发，所以皮毛闭塞了同样会引起咳喘。外邪最易袭表、束表，也最易引起肺失宣发、肃降而引发咳嗽、气喘了。

肺以降为顺，不降上逆就发咳喘。那么，除了外邪、痰浊影响肺的宣降功能外，还有什么影响肺降的功能呢？那就是大肠了。肺外合皮毛，内应大肠。肺在外的调节器是皮毛，在里的调节器就是大肠。前者主要配合肺的宣发功能，后者主要配合肺的肃降功能。通过大肠的调节，改善、协调肺的肃降功能。如果大肠功能失常了，也会影响肺的肃降功能。所以，肺肃降功能出现问题就要看大肠是否有了疾患，或者说肺失肃降了我们可以通过调节大肠来改善之。

外感咳嗽的基本病理是外邪束表，肺失宣降。基本治法：疏风宣肺，止咳化痰。

专病专方：感咳宁。

处方：麻黄 5 克、杏仁 10 克、甘草 10 克、紫菀 10 克、款冬花 10 克、桔梗 10 克、川贝母 10 克、鱼腥草 30 克、蒲公英 30 克、枳实 10 克、连翘 15 克、牛子 10 克、百部 10 克、诃子 10 克、旋覆花 15 克。

用法：水煎服，日 1 剂，分早、中、晚饭后半小时服用。

感咳宁的组方原则就是宣肺和止咳，大家都很熟悉，但这里还有要点需要指出：一是辛温药的使用。既然要恢复肺的宣发功能，用药就不能一味寒凉，因为寒凉的本性是收引而不是宣发，只有辛温的药才能帮助肺恢复宣发的功能。二是通腑药的使用。方中杏仁、枳实、连翘、牛子有润肺、通便的功能，期望通过大便的畅通恢复肺肃降的功能。这样，宣药和降药协同作战，肺的宣降功能就可很快得到恢复，咳嗽自然也就痊愈了。

典型病例 1

于某，女，30 岁，白领，家住上海徐家汇。

2006 年 5 月初诊：感冒愈后，咳嗽不止，痰不多，无寒热，二便调，已持续 2 个多月。

刻诊：咳声清，有黏痰，伴咽痒，胁肋疼，舌质淡，苔薄白，脉弦细。

辨证：外感咳嗽。

处方：感咳宁加开金锁 30 克，7 剂。

后因腰痛前来调理，云上次治疗咳嗽，服药 3 剂咳嗽几止，7 剂之后咳嗽就完全好了。

典型病例 2

张某，5 岁，家住上海莘庄。

2006 年 6 月初诊：咳嗽、喘促反复发作 2 年。每次发病就要输液和吃西药、服汤药，折腾十天半月。发病多与受凉、饮冷有关。这次咳嗽已 10 多天，伴喘憋，汗多。查：舌质淡、苔白稍腻，脉浮。

辨证：外感咳嗽。

处方：感咳宁加干姜 10 克，5 剂。

复诊：服药 5 剂后咳嗽基本控制，身汗减少，纳谷不香，证属脾虚肺弱，予健脾开胃、化痰化湿方调理善后。

典型病例 3

邹某，女，29 岁，家住上海莘庄。

2006 年 7 月初诊：偶受风寒，咳嗽、鼻塞、痰白 3 天，伴纳食不香，身体倦怠，舌质淡苔白，脉浮。

辨证：外感咳嗽。

处方：感咳宁，5 剂。

服药 3 剂后咳嗽若失，5 剂痊愈。

需要说明的是，感咳宁是外感咳嗽的通用方，临床多数效果理想；但对于久咳不愈的病人则不适用，需要辨证论治。

典型病例 4

夏某，男，40 岁，杭州上城人。

2015 年 8 月初诊：咳嗽月余，西药无效，中药亦无效。查：舌质淡胖苔白，脉沉细；咳痰清稀，口渴不饮。据此辨证为阳虚咳嗽，尽管处于炎热的 8 月，还是按中医辨证论治精神，果断处以扶阳止咳方。

处方：附片 15 克、干姜 15 克、炙甘草 30 克、茯苓 15

克、细辛 10 克、五味子 10 克、陈皮 10 克。

用法：水煎服，日 1 剂，早晚饭后温服。

随诊：服药 7 剂而愈。

咳嗽，临床上尚可见到外寒内饮的小青龙汤证、外寒解除内饮尚在的苓甘五味姜辛汤证、外寒内饮化热的小青龙汤加石膏证、阴虚燥热的清燥救肺饮证等，当明辨治之。

中医学常说"知常达变"，意思是说临证处方时既要明确常规疗法，比如专病专方，又要懂得灵活变通，不能执一方而治万病。这里的灵活变通就是辨证论治，所以任何时候，辨证论治这一法宝绝不能丢。

急性咽喉炎

急性咽喉炎指的是急性咽炎、喉炎、扁桃体炎的总称，临床比较常见。其治疗，西医以抗生素为主，效果不稳定，尤其对抗生素耐药者来说则是束手无策。那么，对本病的治疗中医有优势吗？有通用方吗？

我们先来看看这个病的特殊性。

病位特殊，真正位于"咽喉"要道。这里是正气和邪气共同出入的地方，故为"兵家必争之地"。这就要求临床治疗要速决，而不是缓图，更不能打持久战。

病理上以邪气为主，如以外邪为主、以热邪为主，所以治疗上要以祛邪为主。另外，本病来势急、发展快，常伴高热，故多为临床急症。

专病专方：清咽汤。

处方：金银花 30 克、连翘 10 克、牛子 30 克、甘草 10 克、芦根 30 克、荆芥 10 克、防风 10 克、薄荷 10 克、桔梗 10 克、板蓝根 30 克、玄参 30 克、射干 10 克、栀子 10 克、黄芩 10 克、蒲公英 30 克、蝉蜕 10 克、僵蚕 10 克、石膏 50 克、大黄 10 克（后下）、芒硝 10 克（冲）、竹茹 10 克、苏叶 10 克。

用法：水煎服，日 1 剂，分早、中、晚饭后 20 分钟服。

效果：一般 3~5 剂就可痊愈。

急性咽喉炎用清热解毒药大家都知道，这里就不多说了。本方的要点之一是用热药，其意义在感冒一文中介绍过；要点之二就是用泻药大黄、芒硝。

《黄帝内经》云"体若燔炭，汗出而散"，所以发热时用发汗药是很自然的，而用泻药则比较少。因肺和大肠相表里，肺系的病症会引起大肠的病变，大肠的病变同样可以引起肺系的不适，所以在治疗上既可以通过治疗大肠——通腑来解除肺系的病症，也可以通过宣肺来治疗大肠的疾患。前者叫"上病下治""脏病腑治""釜底抽薪"；后者则称"提壶揭盖"。尽管前者临床少用，但我的经验是如果用得恰当、及时，确实可以收到事半功倍之效。这里使用下法不要考虑大便是否干结或不通，换句话说，用下法不是为了通便，而是给邪以出路，使邪从大便而解。

事实上，本方是汗、清、下三法并用，给邪三个出路，所以可收立竿见影之速效。

典型病例 1

王某，男，45 岁，干部，家住临沂。

1999 年 8 月初诊：高热 39℃，音哑、咽痛 5 天，在西医医院予抗生素治疗无效。

刻诊：面赤，气促，声音嘶哑，咽痛，不能进食，小便黄，大便干，舌质红苔薄黄，脉数。

处方：清咽汤，5 剂，嘱 3 天服完。

服药第 2 天体温降至 37.8℃，第 3 天体温恢复正常，诸症消失而愈。

典型病例 2

刘某，男，15 岁，学生，家住上海闵行。

2005 年 10 月初诊：高热 38℃，咽痛 3 天，在西医医院予抗生素治疗无效。

刻诊：面赤，咽干痛，小便黄，大便调，舌质红苔薄黄，脉浮数。

处方：清咽汤，3剂。

服药第2天体温降至正常，第3天诸症消失而愈。

长期发热

发热是指体温超出正常范围上限（37.3℃）时的状况，有低热（37.4～38℃）、高热（39℃以上）之分，短期、长期（持续发热超过4周）之别。现代医学认为，当致热原影响了体温调节中枢的功能，以及人体自身功能紊乱时，均可导致发热。最常见的原因是病原微生物感染、血液病、恶性肿瘤、内出血、中枢系统疾病等。

当通过临床理化检查没有发现阳性结果时，西医将之称为"发热原因待查"。

这里的长期发热是指"发热原因待查"、超过4周的长期发热。其多为人体自身功能紊乱所致，精神因素也常为长期发热的主因。

长期发热且原因不明，西医没有办法，只能靠输液维持治疗，对体温的改变则束手无策。而中医有以下两点可供参考：

辨证要点：中医强调辨证论治。本病辨证的着眼点是正气虚——虚在哪脏、哪腑、哪经、哪络，在气、在血、在阴、在阳？另外就是邪气实——实在瘀血、痰湿、外邪、内火、七情所伤、积滞、癥瘕等。抓住这两点，则可执简驭繁，从容论治。具体地讲，老年人多正虚，青壮年多邪实，学生多紧张所致，女性多七情所伤，儿童则多饮食积滞等。

治疗要点：既然辨证不外乎正虚和邪实，那么治疗大法就可以确定为扶正与祛邪；另外就是要注重"和解"之法。掌握此，则多能取效。具体而言，治法要兼顾，用药宜轻灵。只可缓图，不宜速决。守方宜拙，调方忌巧。就用药而言，忌大苦大寒，忌蛮补峻泻之品。

典型病例1

俞某，女，13岁，家住上海杨浦区。

2003年8月初诊：感冒后发热间作1年，体温波动在27～43℃之间。发作时伴头晕、不能站立，缓解后则如常人。曾在新华医院、瑞金医院等住院治疗，效果不显，后组织上海市12名医学专家会诊、美国医生会诊，以及上海某名中医会诊治疗仍无效。最后做核磁共振检查诊断为：脑瘤，择期手术。病人父母为江西回城知识青年，家庭经济状况一般，无力承担巨额手术费用，故寻求保守治疗。

刻诊：患儿精神尚可，如正常儿童；病呈发作性，病发高热、低温、不能站立，病歇则如常人；且多次检查眼底没有异常发现，由此排除脑部肿瘤。患儿无消瘦，无潮热，无盗汗，故结核也可排除。舌质淡暗，苔稍腻微黄，脉沉涩。

辨证：脾虚肝郁，痰瘀阻窍。

治法：健脾疏肝，化痰祛瘀。

处方：柴胡10克、白芍10克、麦芽30克、薄荷10克、枳实10克、郁金10克、党参30克、白术10克、云苓30克、白芷10克、石菖蒲10克、瓜蒌30克、薤白5克、半夏10克、胆南星10克、白芥子15克、旋覆花15克、茜草30克、生龙骨30克、生牡蛎30克、桃仁10克、川芎10克、怀牛膝30克。

用法：日1剂，水煎服，分早、中、晚饭后半小时服用。忌食辛辣油腻、水果、冷饮。

以上方为主治疗2个月，患儿高热退，但低热仍在。继续治疗半年，低热消失，体温正常，身体恢复健康。

随访至2014年，病人已工作结婚，一直健康，发热未作。

按：临床没见过类似的病症，文献中也没有记载，所以上海的媒体将这个病定为"怪病"。虽历经沪上中西名医会诊、美国医生高诊，藏医也来看过，但均无疗效。

那么这个怪病到底是怎么回事？我认为感冒是始因，是导致大脑受伤的外因，以后的失治误治（大量抗生素的使用）则是大脑继续受伤的人为因素。进一步讲，就是感冒病毒损伤了大脑体温调节中枢，但没有达到脑炎的程度，属于大脑的"亚损伤、青枝损伤"。因此扶正祛邪，损伤康复了，大脑功能自然就正常了，怪病也就痊愈了。

典型病例 2

郝某，男，5 岁，家住上海浦东区。

2006 年 3 月 11 日初诊：发热间作 3 年，昼热夜凉，伴血淋巴细胞增高、异型淋巴，曾做骨髓检查无异常。新华医院拟诊为血液病，予激素等治疗效果不理想。曾求诊于上海某名中医，予中药治疗效仍不显。由熟人介绍来我处就诊。

刻诊：神志清，精神可，口气重，发热 37.5～37.9℃，偶流鼻血，食纳差，大便干，臭气重，夜汗多，足心热，寐不实，舌红，苔厚微黄，右关脉滑。

辨证：肠胃积滞发热。

治法：消导、化湿、开胃。

处方：云苓 15 克、白术 10 克、苍术 10 克、神曲 15 克、麦芽 15 克、陈皮 10 克、槟榔 15 克、鸡内金 10 克、连翘 15 克、枳实 10 克、莱菔子 15 克、竹茹 10 克、蒲公英 15 克、白茅根 10 克、佩兰 10 克、生龙骨 30 克、生牡蛎 30 克、火麻仁 15 克、郁李仁 10 克、砂仁 10 克。

用法：水煎服，日 1 剂，分早、中、晚饭前 1 小时服用。

1 周后复诊：鼻流血止，体温正常，纳谷增，夜寐安。

继续治疗 3 周后复查：血中异型淋巴消失。嘱停用激素。

后以上方加减调治 3 个月，3 次复查血中无异形淋巴，体温一直正常，纳香寐安，患儿彻底康复。

随访至今，一切正常。

按：小儿疾患主要有胃肠和肺系两大类。现在我们重点来进一步认识胃肠积滞发热的问题。积滞一般可以引起上腹时痛、纳谷不香、大便干稀不调，引起发热的情况临床少见。我的理解是胃肠积滞就像哮喘病人的宿饮，是内因。对哮喘病人来说，一旦感受外邪，外邪和内饮相互勾结，哮喘就发作了，治疗多用外散邪气、内化痰饮的小青龙汤，临床常收桴鼓之效。积滞引起发热与此理相通。积滞是内因，外邪是诱因，两者相互勾结，发热乃生。另外，积滞既久本身就易化热，所以积滞蕴热也是本病的一个重要内因。

典型病例 3

俞某，女，16 岁，家住上海黄浦区。

2004 年 10 月初诊：发热 1 年，体温在 37.8～38℃之间，曾在西医医院、中医医院治疗，效果不明显。

刻诊：精神可，面微红，唇干，偶伴头疼头晕，月经不准，无痛经，易紧张，寐不实，食纳一般，舌质红，苔腻黄，脉弦。

辨证：肝胆不舒，痰湿蕴蒸发热。

治法：疏肝胆、化痰湿、透蕴热。

处方：柴胡10克、白芍15克、麦芽30克、薄荷10克、枳实10克、郁金10克、白术10克、云苓30克、橘红10克、石菖蒲10克、半夏10克、胆南星10克、白芥子15克、旋覆花15克、茵陈30克、连翘30克、青蒿15克、青礞石15克、生龙骨30克、生牡蛎30克。

用法：日1剂，水煎服，分早、中、晚饭后半小时服用。忌食辛辣油腻、水果、冷饮。

按上方调治2个月，体温恢复正常。后巩固治疗半年，治愈。

随访至今，一直健康。

典型病例4

邹某，男，16岁，家住上海长宁区。

2004年11月初诊：发热1年，体温在37.6~38.5℃之间，入学就发热，回家、旅游等脱离学校一段时间后体温就恢复正常。曾在西医医院、中医医院治疗，效果不明显。

刻诊：面萎黄，伴头疼，易烦躁、紧张，寐不实，食纳一般，舌质红，苔腻黄，脉弦。

辨证：肝胆不舒，痰湿蕴蒸发热。

治法：疏肝胆、化痰湿、透蕴热。

处方：柴胡10克、白芍10克、麦芽30克、薄荷10克、枳实10克、郁金10克、白术10克、云苓30克、橘红10克、石菖蒲10克、半夏10克、胆南星10克、白芥子15克、旋覆花15克、茵陈30克、连翘30克、青蒿15克、青礞石20克、生龙骨30克、生牡蛎30克、党参10克。

用法：日1剂，水煎服，分早、中、晚饭后半小时服用。忌食辛辣油腻、水果、冷饮。

按上方调治2个月，体温恢复正常。后巩固治疗半年，病情彻底治愈。

随访至今，一直健康。

典型病例5

文某，男，15岁，家住四川绵竹。

2008年4月初诊：发热2年多，体温在37.6～38.5℃之间，每周发热4～5天，缓解2～3天。曾在成都、重庆、广州等医院治疗，效果不明显。后求治于某中医，给予附片、人参、炙甘草、干姜、藿香、佩兰等治疗3个月，病人精神稍好，唯发热不解。经上海亲戚介绍来我处就诊。

刻诊：面黄，身体瘦弱，伴烦躁，寐不实，食纳一般，大便偏干，小便尚调，舌质红，苔腻黄，脉弦。

辨证：肝气不舒，痰湿蕴蒸发热。

治法：疏肝胆、化痰湿、透蕴热。

方一：柴胡 15 克、白芍 10 克、薄荷 10 克、枳实 10 克、郁金 10 克、云苓 30 克、橘红 10 克、石菖蒲 10 克、制半夏 10 克、胆南星 10 克、白芥子 15 克、旋覆花 15 克、茵陈 30 克、连翘 30 克、青蒿 15 克、青礞石 20 克、生龙骨 30 克、生牡蛎 30 克、使君子 10 克、槟榔 15 克、麦芽 30 克。

20 剂。

方二：柴胡 10 克、白芍 10 克、薄荷 5 克、枳实 10 克、郁金 10 克、云苓 30 克、橘红 10 克、石菖蒲 10 克、制半夏 10 克、胆南星 10 克、白芥子 15 克、旋覆花 15 克、青蒿 15 克、生龙骨 30 克、生牡蛎 30 克、使君子 10 克、槟榔 10 克、麦芽 30 克、党参 30 克、白术 10 克、酸枣仁 10 克、远志 10 克。

20 剂。

用法：水煎服，日 1 剂，分早、中、晚饭后半小时服用。忌食辛辣油腻、水果、冷饮。

先用方一，再用方二，按上方调治 2 个月，体温恢复正常。

20 天后电话回访：服至第 5 剂时体温即开始下降，服至第 10 剂时体温降至正常，其他症状亦有明显改善。

后在方二基础上加减调治 3 个多月，体温正常，恢复健康。

典型病例6

叶某,男,65岁,临沂人。

1997年7月初诊:发热(38.39℃)恶寒,无汗,虽值夏日仍覆被而卧,伴咳嗽、吐铁锈色痰,住院治疗20多天无效。曾做X射线、化验等检查,诊断为大叶性肺炎,予西药治疗效果不显。

刻诊:面红,声粗,咳嗽有力,恶寒,口干不渴,小便黄,大便干,舌质红,苔白根腻,脉浮紧。

辨证:太阳阳明合病、肺卫不利。

治法:太阳、阳明双解。

处方:荆芥10克、杏仁10克、甘草10克、桔梗10克、牛子10克、板蓝根30克、鱼腥草30克、紫菀10克、连翘30克、芦根30克、石膏50克、瓜蒌30克、枳实12克。

3剂。

用法:水煎服,3剂一天半服完。

病人当天下午、晚上服1剂,汗出身轻,恶寒减,次日服2剂,到下午5点多体温降至正常。

次日晚上再邀我会诊:病人已出院,体温正常,身轻纳香,咳嗽亦缓,舌质淡红,苔薄黄,脉缓。表证已解,治宜清解阳明。

处方：石膏 30 克、甘草 10 克、桔梗 10 克、牛子 10 克、瓜蒌 30 克、鱼腥草 30 克、紫菀 10 克、连翘 30 克、芦根 30 克、麦芽 30 克、枳实 12 克、竹茹 10 克、沙参 30 克。

5 剂。

用法：水煎服，日 1 剂。

服药后身轻体爽，体温正常，咳嗽等症状消失，后予清养之品善后。

典型病例 7

韩某，男，69 岁，家住新疆。

发冷、发热、汗出、腹胀反复发作，每周 1～2 次，高热时 40℃，已经持续 1 年多了。

经过望闻问切，中医诊断为脾肾阳虚、湿郁发热。治以健脾补肾化湿。方用补中益气汤和金匮肾气丸加减。

处方：黄芪 30 克、党参 15 克、茯苓 10 克、白术 10 克、炙甘草 5 克、陈皮 10 克、柴胡 10 克、附片 10 克、桂枝 10 克、生姜 10 克。

用法：水煎服，日 1 剂，早晚空腹温服。

服药 10 剂后复诊：发热未作，只出现过一次腹胀，但不到半日即消。感觉良好，体力增，精神好。

效不更方，原方继服 10 剂。

随访至 2010 年 10 月，病情稳定，高热未作。

冠 心 病

冠心病是冠状动脉粥样硬化性心脏病的简称，是由于血脂增高、血液黏稠度升高、血流迟缓等因素引起冠状动脉粥样硬化，进而造成心脏本身供血不足所致的一种疾病，属中医胸痹、真心痛等疾病的范畴，是常见的心血管疾病、老年病之一，近年来发病年龄有年轻化的趋势。

冠心病的基本病理是心肾气血（包括阳气和阴精）亏虚或不足、痰瘀痹阻和血脉坚结（老化）。

冠心病的基本病理清楚了，治则、治法也就随之厘定了：补益心肾，祛瘀化痰，软坚散结。

专病专方：欣心汤。

处方：附片10克、肉桂10克（后下）、炙甘草10克、人参10克、西洋参10克、当归15克、川芎50克、红花10克、赤芍30克、白芍30克、三七参10克、旋覆花15克（包煎）、茜草30克、薤白10克、清半夏15克、瓜蒌30克、牡蛎30克、浙贝母10克、昆布30克、三棱15克、桃仁10克、白芷30克、云苓30克、熟地黄30克、麦冬15克、五味子10克、陈皮10克、丝瓜络10克、葛根30克。

用法：黄酒100毫升合水煎煮，日1剂，分早、晚饭后

1 小时服用。

典型病例 1

徐某，女，60 岁，干部，家住临沂。

1999 年 11 月初诊：胸闷、胸疼、气短，动则加剧，间作 5 年，多于冬季发作，自诉一点力气也没有。曾看过西医，做心电图示：心肌缺血性表现。予丹参片、双嘧达莫等治疗效果不明显。

刻诊：形颇丰，面黧黑，声低怯，胸闷憋，易汗出，偶胸痛，舌质紫暗，苔白根腻，脉涩无力。

辨证：心气亏虚，痰瘀痹阻，心脉不畅。

处方：附片 10 克、肉桂 10 克、炙甘草 30 克、人参 10 克、西洋参 10 克、当归 15 克、川芎 50 克、红花 10 克、赤芍 30 克、白芍 30 克、三七参 10 克、旋覆花 15 克、茜草 30 克、薤白 10 克、清半夏 15 克、瓜蒌 30 克、牡蛎 30 克、浙贝母 10 克、昆布 30 克、三棱 15 克、桃仁 10 克、白芷 30 克、云苓 30 克、玄参 30 克、熟地黄 30 克、麦冬 15 克、五味子 10 克、陈皮 10 克、丝瓜络 10 克、葛根 30 克。

7 剂。

用法：水煎服，日 1 剂。

复诊：服药后大便稀，日 2 行，无腹痛等不适，胸痛未作，胸闷已缓，身体有力，舌脉同前。

效不更方，予原方 7 剂。

后服用本方 30 多剂，多年顽疾若失。后偶有不适，服用本方 5~7 剂则缓解。

典型病例 2

周某，女，56 岁，私企业主，家住上海闵行。

2004 年 10 月初诊：胸闷胸疼、气短乏力，劳则加剧，间作 3 年，每于冬季发作。曾看过西医，做心电图示：未发现异常。予丹参滴丸、双嘧达莫等治疗效果不明显。

刻诊：体瘦弱，声低，胸闷痛，舌质暗，苔白，脉涩无力。

辨证：心气亏虚，痰瘀痹阻，心脉不畅。

处方：附片 10 克、肉桂 10 克、炙甘草 10 克、人参 10 克、西洋参 10 克、当归 15 克、川芎 50 克、红花 10 克、赤芍 30 克、白芍 30 克、三七参 10 克、旋覆花 15 克、茜草 30 克、薤白 10 克、清半夏 15 克、瓜蒌 30 克、牡蛎 30 克、浙贝母 10 克、昆布 30 克、三棱 15 克、桃仁 10 克、白芷 30 克、云苓 30 克、玄参 30 克、熟地黄 30 克、麦冬 15 克、五味子 10 克、陈皮 10 克、丝瓜络 10 克、葛根 30 克。

7 剂。

用法：水煎服，日 1 剂。

复诊：服药后，胸痛未作，胸闷已缓，身轻有力，舌脉同前。

效不更方，予原方 7 剂。

后服用本方 50 多剂，3 年顽疾若失。随访至今，病未发。

按：本方用于多人，反映良好。后来我将这张处方发到爱爱医等论坛上，得到诸多网友的好评。

胃及十二指肠溃疡

胃及十二指肠溃疡又称消化性溃疡，前者以餐后疼痛为特点，后者以饥饿性疼痛为特征。发病原因很多，近年来比较公认的病因是幽门螺旋杆菌感染。

病因我们暂且不去细究，现在我们看看这个病的病理和治疗。所谓溃疡，就是疮疡，只不过这个疮疡不是长在皮肤上，而是长在胃或十二指肠的黏膜上而已。西医怎么治？主要是抗菌和抑酸，效果还算满意，但问题是容易复发。

那么，中医是如何看待溃疡的呢？肝气犯胃、瘀血、阴虚、气虚等，似乎都可引起溃疡，所以临床上也难掌握，更谈不上效果了。我认为溃疡的病理既有虚的一面，这从病史长、易反复可知；也有实的一面。虚，虚在中气虚、胃阴虚；实，实在局部瘀血、循环不畅。另外需要注意的一个问题：脾胃和其他脏腑不同，热体是它的本性。进一步看，腐熟水谷靠的是什么？是热能。所以老太太见到小孩乱吃东西时并不担心，常说"孩子肚里有小锅，不要紧的"。事实上，机体需要的绝大部分营养的确是我们体内的这口"锅"做出来的。因此即使遇到需要用寒药、凉药来治疗时，热药也不能不用，至少作为佐使也要应用。事实如何？有临床经验者大都知道，即使病人属热证，但他们还是喜欢吃热饭、喝热饮；并且多数病人遇寒即发。这些病人在秋、冬出门时还喜欢戴口罩防寒，也是最好的佐证。

综上所述，溃疡的基本病理是中气虚寒，胃阴不足，瘀血痹阻。这是胃及十二指肠溃疡的病理共性。

溃疡的基本病理清楚了，治法也就好确定了，那就是补中气，养胃阴，化瘀血。

专病专方：愈疡宁。

处方：党参30克、附片10克、干姜10克、赤芍50克、白芍50克、炙甘草10克、制乳香10克、制没药10克、白及10克、煅瓦楞30克、海螵蛸30克、三七参10克。

用法：水煎服，日1剂，分早、晚饭前1小时服用。

效果：一般5剂见效，10剂疼痛消失，30～60剂痊愈。

典型病例1

王某，女，26岁，工人，家住临沂。

1987年8月初诊：病人因饥饿性上腹部疼痛1个月，加重10天而来就诊。钡餐X射线检查示：十二指肠溃疡（活动期）。曾住院治疗半个月，服用雷尼替丁等西药无效，遂延中医诊治。

刻诊：形瘦弱，面萎黄，舌质暗，苔薄白，脉沉弦。

辨证：中虚、瘀阻。

处方：附片10克、干姜10克、赤芍50克、白芍50克、炙甘草10克、白及10克、煅瓦楞30克、海螵蛸30克、三七参10克、党参30克、制乳香10克、制没药10克、苏梗10克。

7剂。

用法：水煎服，日1剂。

复诊：服药5剂腹痛已止，7剂精神转好，纳增，身轻。

后以上方加减调治1个月而愈。

随访5年，未复发。

典型病例2

刘某，男，46岁，工人，家住临沂。

1999年10月初诊：病人上腹部疼痛间作3年，近1周复发，曾到西医医院做钡餐X射线检查示：胃溃疡（活动期），予雷尼替丁等西药治疗无效，遂来我处诊治。

刻诊：形瘦弱，面色青，易发火，夜寐差，舌质暗，苔薄白，脉沉弦。

辨证：中虚、瘀阻。

处方：附片 10 克、干姜 10 克、赤芍 50 克、白芍 50 克、炙甘草 10 克、白及 10 克、煅瓦楞 30 克、海螵蛸 30 克、三七参 10 克、党参 30 克、制乳香 10 克、制没药 10 克、柴胡 10 克、牡蛎 30 克。

7 剂。

用法：水煎服，日 1 剂。

复诊：服药 7 剂腹痛止，心畅，纳香，身轻。

后以上方加减调治 2 个月而愈。

随访 3 年，未复发。

慢性再障

再生障碍性贫血简称再障（AA），通常指原发性骨髓造血功能衰竭综合征。病因迄今未明，临床主要表现为骨髓造血功能低下、全血细胞减少和贫血、出血、感染等，属于中医虚劳范畴。根据病人的病情、血象、骨髓象及预后，可分为重型和非重型；国内学者曾将 AA 分为急性型和慢性型。这里讨论的是后者，即慢性再障。

慢性再障，西医治疗以激素、免疫抑制剂为主，效果起伏，时好时差；另外就是激素等会带来诸多副作用。中医治疗本病多以补肾为主，但效果并不理想。我于一个偶然机会得到一方，曰再障散，效果尚可，介绍于下，供同道参考。

处方：党参 150 克、熟地黄 75 克、当归 50 克、黄芪 150 克、桑椹 100 克、女贞子 100 克、枸杞 100 克、菟丝子 50 克、制何首乌 50 克、鸡血藤 75 克、白芍 50 克、川芎 35 克、紫河车 170 克、阿胶 50 克、制马钱子 20 克、人参 50 克、鹿茸 20 克。

制法：党参、熟地黄、当归、黄芪、桑椹、女贞子、枸杞、菟丝子、制何首乌、鸡血藤、白芍、川芎粉碎留细末，粗末水提浓缩与上细末混合、干燥、粉碎；紫河车、阿胶、制马钱子、人参、鹿茸粉碎；与上细末混匀，过 80 目筛，装零号胶囊备用。

用法：每次 6 粒，每日 3 次，空腹温开水送服。开始每次 3 粒，逐日加 1 粒，直至每次 6~8 粒。

运用本方治疗再障，要注意四个问题：一是不能急于求成，治疗该病是一个慢工，所以不要短期内见不到效果就放弃治疗；二是一旦见效就要坚持治疗，不要见好就收；三是服药期间，禁忌房事，因为房劳伤肾、肾伤及髓，不利再障的康复；四是要注意马钱子久服引起的蓄积中毒问题，可于服药期间服绿豆汤以避免蓄积中毒。

我认为，本方之所以治疗慢性再障有效，主要还是马钱子的功劳。方中当归、熟地黄、何首乌、阿胶、白芍等为补血补肾提供造血养料；人参、鹿茸、紫河车等为益气、大补精血提供造血动力；马钱子刺激骨髓、激活造血机能，骨髓造血不再障碍，标本兼治，故收效满意。

慢性胆囊炎

慢性胆囊炎系胆囊慢性炎性病变，多数合并胆囊结石，少数为非胆石性慢性胆囊炎。本病大多为慢性起病，也可因急性胆囊炎反复发作而来；慢性胆囊炎临床症状、体征多不典型，多数表现为消化不良、厌油腻食物、上腹部闷胀、嗳气、胃部灼热、后背肩胛部疼痛、低热等，胆囊区可有轻度压痛或叩击痛，好发于中年女性。内科保守治疗，中西医效果均不理想，此病虽不是什么疑难病症，但着实影响病人的工作和生活。

由于西医技术的提高，病人痛苦轻，医者风险小，手术变得简单起来，所以西医多主张手术治疗。但仍有部分病人不愿接受手术治疗，对此西医给予内科保守治疗，即低脂饮食，口服消炎利胆片、苯丙醇、曲匹布通、胆通、去氧胆酸等，对部分病人有效，但难根治。

对于本病，中医学认为是肝郁气滞、肝胆湿热所致，所以治法多采用疏肝理气、清热利湿等法，方剂多采用大柴胡汤、柴胡疏肝散、龙胆泻肝汤等，药物多采用金钱草、虎杖、鸡内金、芒硝等，临床效果也不理想。

我对本病的治疗始有心得，是源于对本医院同事丈夫患有本病长期低热不退的一次建议。20世纪80年代末，有一次偶遇本科颜医生，她说其爱人因慢性胆囊炎住院治疗月余，低热不退、身体疲劳、走路都出虚汗，她换了几个方子效果都不理想。病人为30多岁男性，正值身强力壮之时，怎么被一个小小的慢性胆囊炎折磨成这样？对这个病人该怎么处方用药？根据病人疲劳、汗出，动剧，肯定有气虚，遂建议她在原方基础上佐以黄芪、人参试试。结果效果却出人意料的好，5天之后，病人低热即退，自汗减少，身体有力，后调治月余而愈。随访6年病未发。

这是一次偶然成功的病例，但偶然寓于必然之中。慢性胆囊炎多病程缠绵，数载难愈，反反复复，不时发作，病程漫长就有虚的一面，此其一；病人多因劳累发病，劳则气耗，"饮食劳倦，皆伤于脾"，劳倦伤脾，此其二；病人常感疲劳，不愿活动，气虚证显，此其三。所以，尽管慢性胆囊炎有邪实的一面，但气虚、脾气虚的病理也是存在的。另外，《金匮要略》明言"见肝（胆）之病，当先实脾"，属于防患于未然的治未病范畴；而后世培土荣木治法，则开创了肝（胆）病治脾的新思路、新方法，即肝胆疾病还可以通过健脾培土的方法来治疗，即使脾胃并不虚弱。可见，健脾益气当为治疗慢性胆囊炎的一大治法。

自此之后，临床上遇到慢性胆囊炎的病人，我总是在疏肝、利胆等治法基础上佐以健脾益气之法，常选用黄芪、党参、太子参、黄精、云苓、白术、山药、炙甘草等，临床疗效大大提高，而且一旦治愈复发率也大为降低。

专病专方：胆宁汤。

处方：醋柴胡 10 克、炒白芍 15 克、醋香附 10 克、炙甘草 10 克、郁金 10 克、党参 10 克、黄芪 15 克、云苓 10 克、清半夏 10 克、乌梅 15 克、枳实 10 克、槟榔 10 克、鸡内金 10 克、麦芽 30 克。

用法：水煎服，日 1 剂，早晚温服。

方中醋柴胡、乌梅、炒白芍、醋香附、郁金、枳实疏肝、柔肝、利胆；党参、黄芪、云苓、炙甘草健脾益气、培土荣木；清半夏、鸡内金、麦芽疏肝、利胆、降胃、开胃。诸药合用，共奏疏利肝胆、培土荣木之功，炎症得消，脏虚得补，正复邪除，慢性疾病方得痊愈。

最后，有一点还需要说明一下，就是我们中医临床上处方用药，除了运用望、闻、问、切四诊搜集资料进行辨证以外，西医检查手段取得的"证据"也不要忽视，诚有借鉴意义，但不能喧宾夺主，比如一见炎症就是消炎，就用黄连、黄芩、栀子、金银花、连翘等清热解毒消炎，一见胆囊炎症就是利胆消炎，就用大黄、栀子、芒硝等通腑利胆，更不能因为炎症而惧用补药。实践证明，炎症，只要有虚的一面，不但可以使用补药，而且是必须使用补药。辨证论治，治病求本，此之谓也。

典型病例

张某，女，40岁，工人，家住上海。

2009年10月初诊：病人因右上腹部疼痛间作2年，遇劳或生气后加重，近1周复发而来就诊。曾到西医医院检查，诊断为胆囊炎，予消炎利胆西药，效果不著。

刻诊：形瘦弱，面色黄，易烦躁，厌油腻，舌质淡，苔薄白，脉沉弦。

辨证：脾虚肝郁。

处方：醋柴胡10克、炒白芍15克、醋香附10克、炙甘草10克、神曲15克、郁金10克、党参10克、黄芪15克、云苓10克、清半夏10克、乌梅15克、枳实10克、槟榔10克、鸡内金10克、麦芽30克、陈皮10克。

7剂。

用法：水煎服，日1剂，早晚温服。

复诊：服药7剂腹痛止，烦躁缓，体有力。

后以上方为主加减调治2个月而愈。

随访2年，未复发。

脑外伤反应

脑外伤反应是指脑部外伤后引起脑水肿、颅内压增高导致的以头疼、头晕、恶心、呕吐、纳差、乏力、精神不振等为主要表现的病症，也叫"脑震荡"。脑外伤当时可出现短暂的神志不清或完全昏迷，呼之不应，常为数秒或数分钟，一般昏迷不超过半小时，而神志清楚后出现的上述病症则称为脑外伤反应。一般短期内这些症状可以消除，部分病人会遗留头痛、头晕等不适。

对于脑外伤反应的治疗，西医主要是降低颅内压、对症支持治疗；中医多采用凉血散瘀、和胃止呕等方药调治，效果尚可，但收效偏慢，且发生后遗症的情况较多。

20 世纪 90 年代我在病房工作期间收治了一些车祸导致的脑外伤反应的病人，初用传统方法感觉效果不甚理想，后受《伤寒论》"目中不了了""睛不和"等"脑病"而用大承气汤的启发，在传统疗法的基础上佐以通腑之品，收效颇著，后经不断实践、改进、提炼，总结而成治疗脑外伤反应的较为理想的方剂，不但见效快捷，服药当天精神即见好转、恶心呕吐减轻，而且发生后遗症的情况很少。

专病专方：脑宁汤。

处方：桃仁10克、丹参15克、赤芍15克、牡丹皮10克、十鳖虫10克、水蛭5克、云苓15克、泽泻15克、三七参5克、姜半夏15克、代赭石15克、生龙骨30克、生牡蛎30克、黄连5克、苏叶15克、大黄10克（后下）、芒硝10克（冲）、陈皮10克、麦芽30克。

用法：水煎服，日1剂，早晚温服。

方中桃仁、丹参、赤芍、牡丹皮、土鳖虫、水蛭、三七参凉血、散瘀、化瘀、理伤，使体内出血、瘀血在体内"化掉""散掉"，是针对"外伤"而治的；云苓、泽泻、水蛭健脾利尿，使水湿之邪从小便排出体外，是针对"水肿"而治的；大黄、芒硝通腑泻浊，使"脑病"之邪从大便排出体外，是针对"颅内高压"而治的；代赭石、生龙骨、生牡蛎镇肝降逆，以期降低颅内压；苏叶、黄连、姜半夏、陈皮、麦芽降逆和胃，针对"呕恶"、纳差而治。诸药合用，共奏理伤、化瘀、散瘀、利水、降逆、和胃之功，使颅内压降低、水肿解除、瘀血散掉、胃复和降，邪除正安，脑外伤康复、脑外伤反应解除，且不遗留后遗症。

一般服药1~2剂即见明显效果：精神好转，头痛、头晕、呕恶减轻，纳谷增加；5~6剂症状基本解除；然后再小制其剂，佐以健脾益气之党参、白术等善后调理1周即可。

其实，该经验方除受《伤寒论》大承气汤方证启示外，还受西医用甘露醇、利尿剂治疗的影响：颅内压增高就要降压、水肿就要利水。

近些年来，中西医结合备受诟病，但如果结合得好，我认为还是要结合的，像脑水肿中医四诊是难以掌握的，借鉴西医的检查为什么不可以？借助西医水肿的病理中医也利水治疗又有什么不好？通腑泻浊降低颅内压似乎已经被中医界所接受了，如脑血管意外的治疗除辨证论治外，佐以瓜蒌、枳实、大黄等似乎已成共识。

脊髓损伤

脊髓损伤是指由于外界直接或间接因素导致脊髓损伤，在损害的相应节段出现各种运动、感觉和括约肌功能障碍，肌张力异常及病理反射等相应改变，颈胸椎损伤是导致截瘫的主因，属于中医伤科范畴。手术之后的康复治疗，西医没有什么特效办法。但如果在脊髓没有全部损伤，即脊髓没有完全断开，尚有一些脊髓没有损伤的情况下，中医治疗则有较大的优势，尤其是越早治疗效果越好。

因为脊髓损伤属于中医伤科范畴，所以治疗原则就是理伤、化瘀、续断、接骨。另外，中医讲"肾生精，精生髓"，所以还应佐以补肾生精之法。如果说有什么专病专药的话，那就非马钱子莫属了。我的经验方就是以马钱子为主的。

专病专方：马鹿散。

处方：制马钱子、鹿茸、川续断、熟地黄、土鳖虫、三七参、骨碎补、当归、黄芪、麦芽等。

制法：上药干燥、杀菌、打粉，做蜜丸。

一般服用 20～30 天可见到效果，服用 60 天左右可见到明显效果，最多服用 90 天。也就是说，服用 3 个月如果没效果或者没有进展就不要再服药了，再服药也没有效果了。

我的经验是只要脊髓还没有完全断开，中医治疗就有希望，有的疗效显著，出乎意料；如果完全断开了，就没法治疗了。

典型病例 1

1995 年 7 月治陈某，男，39 岁，截瘫 1 年。

1 年前陈某因建房登高触高压线跌落致胸椎粉碎性骨折、脊髓损伤，经神经外科、内科、泌尿科治疗，病人瘫痪、尿失禁，转入中医科病房治疗。给予马鹿散加减治疗 2 个多月，病人可骑自行车，生活自理，基本恢复正常。

典型病例 2

1999 年 5 月治崔某，女，46 岁，截瘫 2 个月。

2 个月前崔某因乘拖拉机摔下致胸椎压缩性骨折，经手术治疗，病人瘫痪、腰以下无知觉，病人家属前来索方，即予马鹿散加减调制 3 个月，病人生活自理，基本治愈。

俗语有云"马钱子，马钱子，马前吃了马后死"！马钱子的毒性之剧由此可知。现在医患关系紧张，病人法律意识增强，以致医生临床治疗谨小慎微，不敢越雷池半步，像马钱子这样的毒药几乎被废用了，故对于一些疑难杂症中医治疗效果越来越差。这恐怕不是病人想看到的，也不是病人的初衷。

如何保证马钱子的药效又不致引起毒副作用，关键是炮制和用法。今介绍于下，供同道参考。

马钱子炮制方法：将马钱子 500 克、绿豆 100 克置砂锅内，加水适量，加热煮沸，至绿豆开花即可，然后捞出煮好的马钱子，立刻去皮、用刀切纸薄药片（边去皮边切药），晒干；再将晒干的马钱子片掺砂炒到黄褐色为度；最后将之研为细末即为制马钱子粉，备用。

制马钱子粉的用法也有诀窍，即先从小量开始，比如先服 0.2 克，以后逐日增加 0.1 克，直至日服 1.2～1.8 克为止；再就是病人感到口麻、手抖、牙关紧急、张口不利时减量服用；以服后稍微感到口麻、手抖最好，这样才可发挥最大药效，否则量小不但无益，日久反而会蓄积中毒。

另外，为了安全起见，嘱病人在服药前先准备好解药：绿豆 100 克煮开后 20 分钟左右，取汤备用。如服药出现上述中毒症状，立刻饮服绿豆汤即可缓解。如果没备绿豆汤，饮用冷开水也可缓解。

椎间盘病

颈椎间盘、腰椎间盘膨隆、膨出、突出、滑脱等，在这里统称为椎间盘病。临床发病率较高，男多女少，好发于30岁以上特殊工种人群，有年轻化、逐年增加之趋势，属于退行性病变，难治性、复发性职业病。病理上正虚邪实、虚实夹杂。

其病因有三，一是正气虚，二是邪气实，三是不内外因。

先说邪气实。

邪气又分为两种情况，一是外邪，主要是寒邪。临床多见受凉、受寒发病或导致复发。寒邪是椎间盘发病的主要外邪。

二是内邪，即内生之邪。主要有痰饮、瘀血、痰瘀互结、顽痰死血等。中医学认为离经之血便是瘀血、污血，离位之津液、阴液、水液就是痰、饮、水邪。椎间盘髓核的膨隆、膨出、突出、滑脱就是内生之邪占了"道"导致气血运行不畅，乃至"不通则痛"（不通有完全不通和欠畅通两种情况）。

这里的痰不是肺中之痰，也不是痰饮之痰，应是皮里膜外之痰、筋膜骨间之痰。

内生之邪阻碍了气血的运行，反过来又成了痰浊瘀血的病因，形成恶性循环，久之导致痰瘀互结、顽痰死血，疾病顽固难愈。

再说正气虚。

正气虚主要是指气虚、阳虚、血虚、阴虚，具体讲是脾肾督脉的气、血、阴、阳不足。

导致正气虚的原因：一是自然衰老，30岁之后多发、退行性病变说的就是这个意思。这是椎间盘病发的内因。二是房劳伤肾。发病男女差异巨大（男多于女）也说明肾虚是本病发病的重要因素之一。肾生精、精生髓、髓充督、督通脑，肾虚髓就虚，髓虚就会生寒"结冰"或生热"蒸腾消水"而致髓核水分丢失、凝滞、变稠，水样极易流动、流动自如的髓核因椎间盘位置的长期改变而不能回纳、恢复原样、恢复到正常的状态，纤维环的弹性、张力减弱，纤维环损伤，以致椎间盘膨隆、膨出、突出、滑脱。三是用脑力太过，督通脑，肾督精气是大脑运行的物质基础，所以用脑太过反过来也容易损伤、耗伤肾督精气，导致髓虚致病。

最后说不内外因。

主要是长期的职业习惯或不良习惯导致椎体位置的变化，这种变化导致固定、支持椎体的肌肉（里脊肉）损伤，使椎体、椎间盘不能回复到正常的位置，椎间盘病发。所以，现代有人建议将椎间盘突出症列入职业病范畴。

中医讲"脾主肌肉"，里脊肉的损伤，久则累及本脏，导致脾虚。所以脾虚又成了椎间盘病发的间接病因。

总之，椎间盘病病因有外因寒邪，内因房劳用脑，不内外因是职业习惯等三种情况。

病理上是寒邪凝滞、冰冻，房劳用脑伤肾而致肾虚髓虚，职业习惯导致肌肉损伤进而导致脾虚；内生之痰、瘀、痰瘀互结、顽痰死血导致"不通则痛"。另外，位置的改变导致关节错位、局部炎症则是椎间盘病局部僵硬、疼痛、拘急的病理基础。可见，肾亏髓虚、脾虚肌伤、寒凝痹阻、痰瘀互结是本病的病理本质。

病因病理明确了，治疗就简单了，以益气健脾、补肾益督、化痰活血、驱寒通络为治法。

专病专方：益督汤。

处方：黄芪50克、当归10克、丹参30克、鹿角片10克、补骨脂30克、赤芍30克、地龙30克、骨碎补30克、炒杜仲30克、制半夏15克、制胆南星15克、炒芥子15克、茯苓30克、大黄10克、芒硝5克（冲）、土鳖虫10克、蜈蚣3条、制马钱子粉0.5克（冲服）。

用法：水煎服，日1剂。

典型病例1

王某，女，35岁，天津人。

2011年5月初诊：病人头晕、恶心1周，西医诊断为颈椎间盘突出，予牵引、西药治疗不效来诊。

予益督汤7剂，头晕、恶心解除；继服上方30剂，病愈。

随访3年，病未发。

典型病例2

刘某，男，40岁，工人，家住上海闵行。

2015年7月初诊：右侧腰痛、腿麻1个月，加重1周，西医诊断为腰椎间盘突出，予西药、牵引、理疗等治疗效果不显，遂来我处就诊。

予益督汤加川牛膝30克、伸筋草30克，服7剂，腰痛、腿麻减轻，继服14剂症状解除，巩固治疗1个月，病愈。

随访2年，病未发。

乳 糜 尿

乳糜尿为临床小病，过去主要由血丝虫病引起，现在多因炎症所致。其病理为胸导管阻塞，局部淋巴管炎症或丝虫进入淋巴管，造成淋巴管损害，致淋巴动力学改变，淋巴液进入尿路，发生乳糜尿。中医学认为其发病与脾肾关系密切。盖脾为生化之源，肾为藏精之所。脾虚则运化无权，肾亏则封藏失职，而致精微下泄，清浊不分，下注膀胱，故小便浑浊，如乳如脂。通常治疗多为健脾益肾、清热利湿；常用方为萆薢分清饮、补中益气汤、金匮肾气丸等，效果尚理想。

我从淋巴管损伤理论，以理伤消炎为主立方，疗效也较满意。介绍于下，供同道参考。

处方：三七参、黄芩、白及等份。

配制：共研细粉，备用。

用法：每次10克，每日2次，用冷开水将药粉拌成糊状，空腹温开水送服。

效果：一般用药3天见效，1周显效，4~6周治愈。

禁忌：服药期间忌食辛辣、油腻、海鲜等高蛋白食品。

我曾用本方在一县级中医医院治疗观察200余例，有效率达90%以上、治愈率达70%以上。

按：该方原治食管瘘，载于1989年《中西医结合杂志》。从病理角度看，食管瘘与乳糜尿都有"瘘"的问题，后者是淋巴管破损，淋巴液、乳糜颗粒流入膀胱所致，属于中医"伤"的范畴。方中三七参、白及是理伤佳品，黄芩有"消炎"作用，故移用之，效果理想。

乳糜尿发病率比以往少了很多，所以近些年我也很少治疗这个病。把这个方子公布出来，一是做点贡献，二是"移用"思路对临床或许有所启迪。

男性不育症

男性不育症主要是指夫妻结婚两年、未避孕而未怀孕的情况，含精液异常不育、免疫性不育、无精症等。这里仅针对精液异常不育症谈谈我的治疗经验。

病因在这里就不详细说了，比如食品污染、水污染、磁污染、病毒感染等，均可引起男性不育症。

其病理有虚有实，但总的来说还是以虚为主，以肾虚为主，再具体点就是以肾阴虚、肾精亏为主；实证，主要是痰湿和瘀血；从病性来说，热证多寒证少。概括起来就是肾精亏虚、内热偏盛、痰瘀痹阻这么一个病理状态。

对本病的治疗主要是补肾精、利痰湿、化瘀血；主方是在五子衍宗丸、知柏六味地黄丸基础上加减化裁而成。

专病专方：补肾生精汤。

处方：生地黄 15 克、熟地黄 15 克、山药 15 克、菟丝子 15 克、枸杞子 15 克、覆盆子 15 克、五味子 10 克、车前子 10 克、知母 10 克、黄柏 10 克、当归 10 克、赤芍 15 克、牡丹皮 10 克、巴戟天 15 克、旱莲草 15 克、女贞子 15 克、

山萸肉 15 克、丹参 15 克、水蛭 3 克、薏苡仁 10 克、萆薢
10 克。

用法：水煎服，日 1 剂。

加减：有气虚征象者加黄芪、党参、太子参；有阳虚征
象者加鹿角胶、淫羊藿、人参；有肝郁征象者加醋柴胡、白
芍；有血虚征象者加阿胶、制何首乌、沙苑子；热盛者加蒲
公英、败酱草、白茅根等。

疗程：1～3 个月。

治疗本病，我尚有几点体会，介绍于下，供同道参考。

一是疗程问题。一般认为精子的成熟周期是 3 个月，所
以由此认定治疗本病的疗程就是 3 个月，这也被业内同行所
认同。然临床发现，有些病例治疗 1～2 个月其爱人就怀孕
了，一查精液常规也恢复正常了，也就是说治疗 1 个月有的
病人完全可以康复，3 个月作为一个疗程是不准确的。原因
何在？我认为，精子成熟周期固然是 3 个月，但每个病人的
问题并不一定都是在精子生成过程中的初期，有可能是中
期、后期；如果是早期，必然需要治疗 3 个月，如果是后期
则只需要治疗 1 个月。

二是阳虚问题。有不少专家同行认为阳虚的病人也不少
见，附子、干姜、肉桂、鹿茸等壮阳之品也需要使用。对
此，我不敢苟同。一是临床这种情况很少见到，二是运用这
些药物之后，效果并不理想，甚至会加重病情。现代医学认

为，阴囊的温度比机体低 1~2℃，从这个角度看，精子相对是喜凉不喜热的。另外，精子可以冷冻储存以备不时之需。相反，我们把精子热处理一下，它的生物活性就没有了。所以，我认为本病主要是热证，阳虚少见，即使有阳虚征象也不要运用大辛大热之品如附子、干姜等，而是选用血肉有情之品如鹿角胶、阿胶等轻补肾阳。

三是复发问题。这个病治好了很容易复发，但是再进行治疗效果仍很好。

四是精子数量少、畸形精子多者问题不大，容易治疗，好得较快；精子活力差、活率低者问题大，最不好治，好得也慢；精液不液化者介于两者之间。明白此，给病人交代治疗疗程、预后时可以做到心中有数，病人也有心理预期与准备，对安慰、治疗病人有益。

带状疱疹

带状疱疹，中医称为缠腰火丹、蛇胆疮，是病毒侵犯皮肤伤及局部神经造成的一种疾病，属于疮疡的范畴。好发于腰腹，病变常沿神经走向分布，临床以红肿疼痛为主症，治疗不及时或不当容易遗留神经性疼痛等后遗症，有的经年不愈，治疗起来颇为棘手。

对这个病的治疗，西医多采用抗病毒治疗，效果并不理想；中医治疗有其优势，如清热解毒、清肝利胆的药物多有效果。这方面的经验方多，疗效也不错，这里不做介绍。今将两首验方介绍给大家，供参考。

之所以介绍这两首验方，一是经过我应用多年，疗效满意，属于亲试之方，不是人云亦云、未曾用过的方子。二是方简价廉，极易推广。三是外用安全，且使用方便，符合验方简便廉验的特点。

方一：黄白散。

处方：白矾、雄黄各等份。

制法：上药共研极细末，装瓶备用。

用法：上药适量，凉开水调涂患处，一日数次（干则再涂）。

效果：当天见效，2~5天治愈。

来源：《王渭川临床经验选》。

方二：白龙丹。

处方：白糖适量、鲜活白颈地龙5条、板蓝根注射液1支。

制法：取地龙置干净碗盆中，使地龙吐尽泥土，然后放入容器内，之后放入白糖、板蓝根注射液，待地龙溶化为水，取上清液备用。

用法：上液调涂患处，日3~5次。

效果：当天见效，2～5天治愈。

来源：临沂民间中医。

前方适用于城市；后方适用于农村，药源广，易寻找，几乎不用花钱，深受百姓欢迎。

对于带状疱疹后遗症的治疗，我也有些经验，今举两案于下，仅供参考。

典型病例1

王某，67岁，上海黄浦人，患带状疱疹后遗症神经痛1年。曾经上海龙华、曙光等医院诊治，效果不著。经病友介绍来诊。

刻诊：身体瘦弱，痛苦貌，自诉右侧腰部火烧样疼痛，饮食、二便正常，睡眠不好，口苦，烦躁；舌红苔黄，脉弦细。

四诊合参，证属肝阴不足、火伤络脉。

治宜养肝柔肝、解毒止痛。

处方：赤芍30克、白芍30克、炙甘草30克、柴胡5克、乌梅30克、山萸肉30克、全蝎10克、蜈蚣3条、僵蚕10克、瓜蒌仁30克、枳实10克、牡丹皮10克、夏枯草30克。

7剂。

用法：水煎服，日1剂，饭后温服。

二诊：药后大便稀，日3行，无腹痛，腰部疼痛减轻，晚上已可入眠，舌红苔黄，脉弦细。

效不更方，继用上方7剂，疼痛若失。

后在上方基础上佐以健脾养胃之品调治半个月，痊愈。

典型病例2

陈某，55岁，江苏无锡人。患带状疱疹后遗症神经痛2年。曾经无锡中医医院、江苏省中医医院、上海曙光医院诊治，效果不著。

刻诊：身体偏胖，痛苦貌，自诉左侧胁下刀割样阵痛，每日发作7~8次，饮食可，小便黄，大便干，夜间难以入睡，口苦，烦躁；舌红苔薄黄，脉弦细小数。

四诊合参，证属肝胆火旺、阴血不足、络脉受伤。

治宜清肝滋阴、解毒止痛。

处方：白花蛇舌草30克、夏枯草30克、板蓝根30克、龙胆草30克、赤芍30克、白芍30克、炙甘草10克、柴胡5克、乌梅30克、山萸肉30克、鳖甲30克、全蝎10克、蜈蚣3条、僵蚕10克、瓜蒌仁30克、枳实10克。

7剂。

用法：水煎服，日1剂，饭后温服。

二诊：药后大便稀，日2行，无腹痛，左胁疼痛减轻，晚上尚可入眠，舌红苔黄，脉弦细。

效不更方，继用上方 7 剂，疼痛若失。

后在上方基础上佐以补肾之品调治半个月，痊愈。

湿疹

湿疹是由多种内外因素引起的真皮浅层及表皮层的无菌性炎症；临床上有剧烈瘙痒，急性期以丘疱疹为主、有渗出倾向，慢性期以苔藓样病变为主；易反复发作。属中医"浸淫疮""湿疮"范畴。

按皮损表现分为急性、亚急性和慢性三种。

急性湿疹：皮疹为多数密集的粟粒大的小丘疹、丘疱疹或小水泡，基地潮红，其顶端或有点状渗出及小糜烂面，有浆液不断渗出；多对称分布，常见于头面、耳后、四肢远端、手足暴露部位及阴囊、外阴、肛门等处；自觉瘙痒剧烈。

亚急性湿疹：急性湿疹炎症减轻之后，或急性期未经及时适当治疗，拖延日久而发生亚急性湿疹；皮疹以小丘疹、鳞屑和结痂为主，仅有少数丘疱疹或小水泡及糜烂，亦可有轻度湿润；自觉仍有剧烈瘙痒。

慢性湿疹：可由上述两种情况日久不愈转为慢性湿疹，亦可一开始即为慢性湿疹；表现为患部皮肤增厚、浸润，棕红色或带灰色，色素沉着，表面粗糙，覆以少许糠秕样鳞屑，或有结痂，或有苔藓样变，呈局限性，边缘较清楚，或有皲裂；病程不定，易反复，经久不愈。在临床我遇到过30年的湿疹病例。

本病的西药治疗，急性湿疹效果尚可，但亚急性、慢性湿疹效果多不理想。常规中药治疗，效果也不理想。

本病的病理实质是湿邪留着皮肤，蕴久生热生虫，湿疹乃发；或外热、相火、食积蕴热等引动湿邪，湿疹乃发。如哮喘之宿根痰饮为因，喘为果，理同。

湿又分内湿、外湿（居住潮湿、气候潮湿、饮生冷饮料），只有将湿邪彻底清除，湿疹方可痊愈。

湿为阴邪，有形占地，所以有湿的地方阴血必然遭排挤而受伤——阴虚。邪侵虚地，有邪的地方正气也必虚。所以阴虚为湿疹的另一个重要的病理基础。

我认为，阴血亏虚是本，外湿内湿郁热浸润肌腠是标。湿浊蕴热盘踞皮肤肌腠阴血亏虚之地，是湿疹发病和反复发作、经久不愈的病理关键所在。

治疗方法：以健脾除湿、滋阴养血治本，以利湿清热疏风治标。

早期以祛邪为主，中期以祛邪养阴为主，后期以养阴清退余邪为主。

方一：荆芥10克、防风10克、苍术10克、白术10克、

茯苓 15 克、泽泻 10 克、薏苡仁 30 克、赤小豆 30 克、苦参
15 克、白鲜皮 30 克、黄连 10 克、栀子 10 克、黄柏 15 克、
土茯苓 30 克、地肤子 15 克、当归 10 克、赤芍 15 克、甘草
10 克、滑石 30 克。

用法：水煎服，日 1 剂。

主治：湿疹早期。

方二：荆芥 10 克、防风 10 克、苍术 10 克、茯苓 15 克、
薏苡仁 30 克、苦参 15 克、白鲜皮 30 克、黄连 10 克、栀子
10 克、黄柏 15 克、土茯苓 30 克、地肤子 15 克、当归 10
克、赤芍 15 克、麦冬 15 克、山药 15 克、沙参 15 克、玉竹
15 克。

用法：水煎服，日 1 剂。

主治：湿疹中期。

方三：荆芥 10 克、防风 10 克、白鲜皮 30 克、黄连 10
克、栀子 10 克、黄柏 15 克、土茯苓 15 克、地肤子 15 克、
当归 10 克、麦冬 15 克、山药 15 克、沙参 15 克、玉竹 15
克、制何首乌 15 克、刺蒺藜 15 克、生地黄 15 克、白芍 15
克、地骨皮 15 克。

用法：水煎服，日 1 剂。

主治：湿疹后期。

我的临床经验是急性湿疹，一般 1 周见效，半个月至 1 个
月治愈；亚急性湿疹，1 周见效，1 个月治愈；慢性湿疹，1 周

见效，2 个月治愈。内服中药，结合外治中药药膏效果更好。

除吃药治疗以外，饮食宜忌也很重要。禁用辛辣、荤腥、饮料、茶叶、咖啡、酒等。病变部位忌沾水。进食新鲜蔬菜，保持大便通畅。心情要好，避免郁闷、生气、着急、上火。保证充足睡眠。

典型病例 1

杭州富阳赵姓男孩，5 岁。2013 年夏季暴雨水浸之后，全身即发湿疹 3 个月，经西医诊治无效。经病友介绍来诊。予外洗中药，加外用药膏，以及上述方二治疗 1 个月痊愈。

随访至今，未复发。

典型病例 2

杭州徐某，女，59 岁。2013 年 9 月初诊：双下肢湿疹 30 年，中西医治疗效果不著。给予上述方三，配合中药膏剂外敷，1 周见效，2 周显效，1 个月症状解除，巩固治疗 3 个月痊愈。

随访至今，未复发。

癣　病

癣病是指由致病性真菌寄生在人体的光滑皮肤上所引起

的浅表性皮肤真菌感染而致的一类皮肤病。因病变部位的不同而称谓不同，如头癣、体癣、股癣、手癣、脚癣等。当致病性真菌侵犯人体表面的角质层后，可引起很轻的炎症反应，发生红斑、丘疹、水疱等损害，继之脱屑，常呈环状，故俗称圆癣或钱癣。

体癣是指除头、掌跖、腹股沟、外阴及肛周外，人体其他部位的光滑皮肤被真菌感染引起的癣的统称。

癣病病因清晰，就是皮肤被致病真菌感染。西医治疗也没有大的异议，抗真菌药用上就好，但很难根治，是一治就好，不知何时又复发了，所以是很折磨人的皮肤病。另外，这个病以痒为临床特点，所以给病人造成的痛苦，可想而知。常规中药治疗，效果也不理想。

病理特点：癣病，好发于江南水乡、东南沿海一带，西北黄土高坡很少有人患这个病。这说明了两个问题：一是湿气、潮湿是本病发病的主因；二是热邪也是本病发病的主因。寒冷的冬季、凉爽的金秋，这个病一般很少发；好发的季节就是夏季。

另外，在夏季不是每一个人都会长癣，长癣的人毕竟还是少数。那么，为何多数人同处于一样的湿热环境下而不长癣呢？这就是癣病发病的另一个重要的原因：正气亏虚、脾气不足，不能将侵入人体的湿邪及时运化掉，湿热缠绵勾结病发。从西医角度讲就是机体的抵抗力下降，免疫力下降，真菌乘虚而入发病。

我认为本病病理是脾虚是本，外湿、内湿、暑湿郁而化热浸润肌腠是标。

治疗方法：健脾燥湿、清热解毒为治疗本病大法，方剂常以外用药为主。

处方：苍术 15 克、白鲜皮 30 克、地肤子 15 克、苦参 30 克、蛇床子 15 克、百部 15 克、黄精 15 克、花椒 30 克、枯矾 10 克、生姜 30 克、木通 10 克、细辛 10 克、生川乌 15 克。

用法：水煎，温洗、浸泡患处，日 2 次。

一般经治 1~2 周即愈；重症病人要经月方愈。

典型病例

蒋某，女，27 岁，浙江湖州人。2014 年 7 月初诊：后脑勺癣病 20 年，结痂厚约 3cm，看上去像一个鳖盖扣在后脑勺上。经中西医治疗效果不显，每次来诊总要流泪，云影响美观不说，晚上还奇痒难耐。给予上方内服，加外用药膏外敷，经治月余"鳖盖"退掉，再治月余痊愈。随访至今，病未发。

注意事项：禁用辛辣、荤腥、饮料、茶叶、咖啡、酒等饮品食物。病变部位保持干燥。心情要好，避免郁闷、生气、着急、上火。

中药治疗本病的缺点也是复发问题。如何彻底治愈，杜绝复发，有待进一步研究。

化妆品皮炎

化妆品皮炎是指由化妆品引起的皮肤炎症。化妆品已成为人们日常生活中不可或缺的东西。有人经常使用某种化妆品，一旦停用或再次使用便会发生过敏反应；也有人在首次使用后面部即出现过敏反应；还有人是在使用后经过日晒而发生反应。

多数病人在使用化妆品后数小时即发生过敏现象，这在医学上称立即型（或速发型）过敏反应；经过数天才发生过敏反应的则称为迟发型过敏反应。一般以立即型过敏反应较多。

西医对本病的治疗主要用激素、抗过敏药，即脱敏疗法，效果是有，但有停药易复发的弊端；长期使用激素的副作用，也让病人苦不堪言。

常规中药治疗，效果也不理想。

我治本病，尚有一些心得。

化妆品皮炎，其病理就是变态反应。机体处于这种状态，易被激惹，机体的这种易激惹状态就是本病的主要病理特点。这种状态属于过盛、过亢，在中医属于内风、血热的范畴。

治疗方法：以清热凉血、滋阴息风为主，以犀角地黄汤为主加减。

处方：水牛角30克、生地黄60克、玄参30克、赤芍30克、牡丹皮30克、甘草30克、白鲜皮30克、紫草30克、黄柏30克、路路通50克、蝉蜕10克、乌梅30克、白芍30克、大枣15克、瓜蒌30克、枳实10克、芦荟5克、防风10克。

用法：水煎服，日1剂。

一般服药3～5剂即可见效，显效需要2～3周，治愈需要1～2个月。

治疗期间，注意减停激素（外用药膏多含激素）问题，不可贸然停掉激素，要慢慢减量，直至停掉。

注意事项：禁用辛辣、荤腥、饮料、茶叶、咖啡、酒等饮品食物。病变部位注意防晒。加强锻炼，提高机体免疫力。

银 屑 病

银屑病俗称牛皮癣，属中医"白疕"范畴，是一种具有特征性皮损（白色鳞屑－发亮薄膜－点状出血）的慢性、易于复发的皮肤炎症。

临床表现为红色丘疹或斑块上覆多层银白色鳞屑，并且除红斑、丘疹和鳞屑外，尚可有水疱、脓疱等皮损，以四肢伸面、头皮和背部较多。本病有冬重夏轻的季节性变化；反复发作，有的病人带病终身。

典型皮损：边界清，形态大小不一的红斑，稍有浸润增厚，红斑表面上覆多层银白色鳞屑；刮除鳞屑，可见一层淡红半透明薄膜，即"薄膜现象"；再刮除薄膜可见小出血点，称"点状出血点"。

临床上有寻常型、脓疱型、关节病型和红皮病型四类银屑病。寻常型银屑病占90%以上，所以临床所谓的银屑病一般是指寻常型银屑病。

本病病因目前尚无定论。病理为表皮细胞过度增生、角化不全及炎症反应。

对于本病的治疗，运用通常的药物，银屑病难以治愈，甚至改善缓解都很困难。运用激素、抗肿瘤药、免疫抑制剂等，银屑病可以得到缓解，但不会根治，仍会复发。且这些非常用药对肝、肾、骨髓、血液系统毒性太大，所以对于青少年、育龄期妇女、老年人等不主张使用。常规中药对本病的治疗也无良法。

我对本病的治疗，尚有一点心得，介绍于下，供同道参考。

银屑病是皮肤的无菌性炎症，属于免疫性炎症。炎症，从中医角度看多数属于热证范畴。表皮细胞过度增生是银屑病的病理特点。过度增生，在中医属于春生肝主，所以过度增生要责之于肝。

本病冬重夏轻，因冬季封藏，阳气内收，表皮郁热不得外泄故而加重，说明疾病的本质还是郁热作祟。本病好发于四肢伸面、头皮和后背也说明银屑病多属于热证。本病反复发作，病程漫长，甚至终身不愈，说明这个热邪不是一般的热邪，而且这个热邪必然还有所凭据，不然不会缠绵难解。根据我的临床观察和用药体会，该热邪的凭据应是顽痰与死血。

无论是五志过极化火、七情内伤生热、饮食辛热炙烤，还是外感风热湿热之邪等，造成机体的肌腠蕴热即热毒之邪是银屑病的发病主因。而由于运动减少，食用饮料、生冷瓜果、垃圾食品、有害食品等，造成体内湿聚痰生瘀滞，久则成顽痰死血。当顽痰死血与热邪胶着在一起，郁阻、蕴蒸、不断外发外透，疾病乃发。

夏季汗孔开泄，郁热暂得缓解，所以夏季病减病缓；冬季汗孔封闭，阳气内收，郁热加重，故冬季病增病重。

总之，肝木虚风、痰瘀热毒是银屑病的病理本质。

治疗方法：肝木虚风，多因肝脏血虚阴虚所致，"治风先治血，血行风自灭"，即滋养肝血肝阴为治本之法。热毒痰瘀为患，治疗就要清热解毒、化痰活血，为标本同治之法。

具体讲，疾病早期，以养肝血、清肝热、息肝风为主；中期，以养肝血、清肝热、化痰瘀为主；后期，以养肝血、化瘀血为主。

自拟处方如下：

方一：生地黄60克、赤芍30克、玄参30克、制何首乌30克、刺蒺藜30克、当归10克、川芎10克、紫草30克、青黛5克、黄连10克、炙甘草15克、栀子10克、芦荟5克、金银花30克、忍冬藤50克、水牛角30克、牡丹皮30克、地骨皮30克、桑白皮15克、乌蛇15克、蛇蜕10克、白芥子15克、土茯苓30克、天麻10克、钩藤15克、防风10克。

用法：水煎服，日1剂，早晚饭后温服。

主治：银屑病早期。

方二：生地黄30克、赤芍30克、玄参30克、制何首乌30克、刺蒺藜30克、当归10克、川芎10克、紫草30克、黄连10克、蛇蜕10克、芦荟5克、金银花15克、忍冬藤30克、水牛角15克、防风10克、牡丹皮30克、地骨皮30克、桑白皮15克、乌蛇15克、炙甘草10克、白芥子15克、土茯苓30克、天麻10克、钩藤15克。

用法：水煎服，日 1 剂，早晚饭后温服。

主治：银屑病中期。

方三：生地黄 15 克、赤芍 15 克、玄参 10 克、制何首乌 30 克、刺蒺藜 30 克、当归 10 克、川芎 10 克、紫草 10 克、蛇蜕 10 克、金银花 15 克、忍冬藤 30 克、水牛角 15 克、牡丹皮 15 克、地骨皮 15 克、桑白皮 15 克、乌蛇 10 克、白芥子 15 克、水蛭 5 克、土鳖虫 10 克、虻虫 5 克、丹参 30 克、鸡血藤 30 克、莪术 10 克、防风 10 克、炙甘草 10 克。

用法：水煎服，日 1 剂，早晚饭后温服。

主治：银屑病后期。

一般治疗 2 周即可见到效果。初发、轻症病人，治疗 2 个月即可获得临床治愈；久病、重症病人，治疗 6 个月即可获得临床治愈。

在服用内服药的同时，如能配合中药外用药物效果则会更好，治疗疗程也会缩短。

注意事项：禁用辛辣、荤腥、饮料、茶叶、咖啡、酒、鸡蛋、牛奶等饮品食物。加强营养，补充维生素、矿物质（钙），如进食新鲜蔬菜等。适当锻炼，每天运动两次，宜慢跑、打太极拳、跳舞等，以全身出汗为度。心情要好，避免郁闷、生气、着急、上火。保证充足睡眠。治疗期间，禁忌房事。

理论探讨

《伤寒论》是一部怎样的书

《伤寒论》是一部怎样的书？

《伤寒论》是中医的四大经典著作之一，在古今中医书籍中具有不可替代的地位。

《伤寒论》是中国医学史上第一部论述外感热病的专著，后世诸多论述外感病的著作几乎皆发轫于此。所以，想学好后世外感著作而不学《伤寒论》是不行的，因为那样就成了无源之水、无本之木。

《伤寒论》是以论述外感热病诊治规律为主的专著，或者说《伤寒论》是以外感热病为例来论述疾病诊治规律的，对内伤杂病同样适用，所以它是奠定中医辨证论治理论基础的滥觞之作。

在《伤寒论》之前，中医是以《黄帝内经》理论体系为主导发展的；《伤寒论》之后，汤方派得以发扬光大。之前临床以针灸、推拿为主，之后临床则以汤方为主或两者并重。可以毫不夸张地说，如果没有《伤寒论》的问世，以开方子为主的大方脉科不知要推迟到何年何月。

《伤寒论》开方证辨证之先河。如桂枝汤证、柴胡汤证、麻黄汤证、四逆汤证等，这使得好多临床理论基础不甚扎实者也会看病开方，并且效果良好。

《伤寒论》是一部药证著作，开"有是证用是药"之先河。如黄疸用茵陈、腹痛用芍药、咳嗽用干姜细辛五味子、喘用杏仁厚朴、渴用天花粉、呕用姜夏等，有什么症状就可以用什么药物，"对症下药"，有的放矢，简单明了。

《伤寒论》是一部方简味少、配伍严谨、疗效卓著的经典方书。古今中医著作可谓汗牛充栋，方书之多不胜枚举，但真正值得收藏，到目前仍有卓效的处方并不多，《伤寒论》则是这不多中的精品。

《伤寒论》是可以按图索骥、套方使用的不可多得的著作之一。初上临床的中医，套用《中医内科学》、《温病学》、《方剂学》收藏方剂不灵，但套用《伤寒论》方剂却往往有效。当然，前提是必须"套对"，硬套、牵强不行。如病人时发热自汗出而不愈者，用桂枝汤就灵；外寒内饮的咳喘，用小青龙汤就灵；等等。这对初学者来说，可坚定其中医可以治病的信心。

总之，《伤寒论》既是一部理论经典著作，又是一部临床实用书籍；既有辨证论治的大道理，又有根据一证一症就可运用的方证、药证小技巧；经典、质朴、实用、高效。或者说，不管你想成为中医理论大家，还是想成为临床高手，学习、研读、参悟《伤寒论》都是必由之路。

论《伤寒论》中的伤寒

《伤寒论》是四大经典著作之一，奠定了中医辨证论治的基础，无论是在理论研究还是临床实践上都具有不可替代的作用。

《难经·五十八难》曰："伤寒有几？其脉变否？曰：伤寒有五，有中风，有伤寒，有湿温，有热病，有温病，其所苦各不同。"首次将伤寒定义为广义伤寒和狭义伤寒。有人据此认定《伤寒论》讲的是广义伤寒，后世的温病等也属于伤寒范畴。这种观点无疑是错误的。为什么要较真地予以澄清？因为这是关乎整个《伤寒论》要义的大问题；或者说不搞清楚这个问题，要想真正理解《伤寒论》也难。

先说狭义的伤寒。顾名思义，就是被寒邪所伤。这里的寒邪应该包括风邪在内，因为"风为百病之长""寒邪不能独伤人"。但这个风邪不是热风、温风之邪，而是冷风、寒风之邪。或者可以这样理解，是寒借风势侵袭人体。然而事实上寒邪是可以独伤人的，所以准确地讲，伤寒应该包括伤于单纯的寒邪和伤于寒风之邪。

理解了"伤寒"的含义，《伤寒论》的含义也就好理解了。《伤寒论》是论述人体伤于寒邪、寒风之邪而引起的一类疾病——外感寒病诊治规律的专著。这个说法是否正确？让我们继续来探讨。

对于事物本质的把握，有一个科学的方法论，就是要历史地、辩证地看问题，即运用历史唯物主义和辩证唯物主义的观点来看问题。

怎样历史地看问题？就是要把《伤寒论》放到其成书年代的东汉时期来研究。那个年代，兵荒马乱，战事不断，旱涝蝗灾，是真真正正的民不聊生，饥寒交迫（对此，张仲景在其自序中已有交代）。那个年代的人民，吃不饱、穿不暖，不饿死已经是万幸了。吃不饱，热量就不够，热量不够，阳气就不足，所以那个年代的人民就特别怕寒冷，也容易受到"风寒之邪"的侵袭。

那个年代除了吃不饱之外，还穿不暖。在中原一带、黄河以北，主要靠棉花做成的布料、被褥等来挡风蔽体、防寒保暖。那个年代，农作物都不够吃，作为经济作物的棉花更是珍稀，所以穿不暖也是一种常态。穿不暖也更容易被风寒之邪侵袭。

吃不饱，穿不暖，身体阳气不足成为一种常态，用现在的话说，那个年代大多数人的体质偏于阳气不足，而阳气不足的体质就更容易受到寒邪的侵袭。

怎样辩证地看问题？就是二分法，对《伤寒论》也应如此。张仲景不是完人，所以他看问题必然有历史的局限性。那个年代，人们吃不饱、穿不暖，体质偏于阳气不足，容易受到寒邪的侵袭，得病也容易得伤寒，疾病发展演变也容易伤阳气，导致阳虚一类的病症、变证等。而风热、温热之病则相对少见，即使受到风热、温热之邪的侵袭，也会病发伤寒、寒证，所以张仲景不擅长温病的治疗是很正常的。而面对大范围伤寒病（狭义）的现实，张仲景博览群书、博采众长，搜集民间验方、偏方用于实践，不断验证、改进、完善，对诊治经验、心得、规律进行总结而成伤寒专著——《伤寒论》。

《伤寒论》六经实质

谈《伤寒论》是绕不过六经的。对此，诸家可谓见仁见智，但我总感觉有不完善之处。诸如经络说、界面说、症候群说等，确实都有道理，但似乎都只是揭示了六经的部分真谛，对其全貌似未全窥。那么，六经的实质究竟是什么？

从《伤寒论》自序中不难发现，张仲景撰写《伤寒论》之前是深入研究了《黄帝内经》的，所以《黄帝内经》的思想必然影响他。而《黄帝内经·灵枢》中的经络学说、脏腑学说、体质学说等内容我认为对张仲景影响最著。事实上，《伤寒论》中的内容也的确体现了这一点。由此，我们推测，六经实质是以体质为"背景"，以经络、脏腑、气血为"人物"，以六淫寒邪为"光源"而成的"一个像"！即六种不同类型体质人群，感受寒邪之后，机体脏腑、经络、气血——阳气奋起抗击与之斗争，导致的六大类病症。而六大类病症，由于具体体质差异、病邪轻重不同、失治误治、调摄是否恰当等因素，又分出诸如中风、伤寒、蓄水、蓄血等诸多不同的病症。

在论述六经实质之前有必要搞清楚体质的概念。体质是指人的特殊性，应包含两个方面的内容：一是指组织器官的特殊性，如强壮与虚弱、高和矮、胖和瘦等；二是指心理素质的特殊性，如脾气的好与坏、性格的粗犷与细腻、意志的坚强与薄弱、心胸的宽广与狭窄等。从现代医学意义上讲，前者似包括人体的细胞和体液免疫功能的特殊性，后者似包括人体的神经心理免疫功能的特殊性。由于人的特殊性随着时间的推移，并在各种因素的作用下而发生变化，因此体质又具有时相性。也就是说，体质不是一成不变的，而是随着时间的推移而变化的。这是对体质的一般解读。

进一步讲，体质是人群中的个体在禀受先天的基础上，在生长壮老衰过程中，在某一阶段的机能、结构、代谢与心理上相对稳定的特殊性。这种特殊性往往决定着他对某些致病因子（外邪与七情等）的易感性、所产生病变的倾向性及其疾病的转归与预后。

在《伤寒六经人假设》和《〈伤寒论〉体质类型初探》两文的基础上，我本着执简驭繁，切合实际的精神，以整体阴阳之气的多少将伤寒体质概括为六大类，即六经人；以阴阳之气的多少，所偏脏腑的不同，以及兼痰湿、瘀血等差异，我又将每经人划分为若干型，以供参考。

太阳人

先天禀赋及后天调摄较好，气血充盛，脏腑健和，主以肺、膀胱和营卫功能为基础；阴阳平和，偏气偏阳者；对外界环境的适应性最强，内环境最稳定，属于最强壮者。感受一般外邪，造成阴阳偏差不剧，多在其自和限度内，一般不发病，或稍有不适而自愈；邪气太盛，有造成表证的倾向；为病多局限于体表或累及有关的脏腑经络如肺、膀胱等，一般不涉及其他脏腑；多见于青壮年、北方人、体格壮实者、体力劳动者。

依据营卫的相对偏盛偏弱等因素，又可分为五种类型：

卫强质：肌表固密，不易汗出，不易受邪，卫阳强盛者。对外界环境的适应性虽强，但由于卫气过强，具有"攻击性"，抗邪激烈，故感邪之后，有易发太阳伤寒表实证的倾向。治宜汗解，忌攻下，预后良好。失治误治后多有两种转归：一为里实热证，如麻杏石甘汤证、白虎汤证等，二为里虚寒证，如真武汤证、四逆汤证等。

营弱质：肌表欠固密，劳易汗出，与卫强质比较易受邪侵，营阴相对不足者。对外界环境适应性亦强，但因营阴相对不足，易被邪迫，抗邪不甚剧烈。易伤风邪，有发太阳中风表虚证的倾向。治宜调和营卫，忌妄汗攻下，预后多良。失治误治以后易致脾虚、心虚等证，如桂枝甘草汤证、小建中汤证等。

阳郁质：素禀阳盛，易感热邪，即使感寒也易从阳化热，面赤纳善，不耐酷暑，易烦动火，阳盛而郁者。因阳郁部位的不同，又有卫郁、肺郁、心郁、胃郁等四种情况，如大青龙汤证、麻杏石甘汤证、栀子豉汤证、白虎汤证等。

痰湿质：形体肥盛，久居卑湿，饮食失宜，光照不足，痰湿留着者。在太阳人中，这种体质的人对外界环境的适应性最差。若湿浊留着肌表关节者，易感风湿之邪，易病太阳风湿，宜微微汗解，忌妄汗攻下，及时治疗，预后尚好。若失治误治，每致邪侵内脏，易病心痹，预后不良。

血瘀质：体内久有瘀血者。多由外伤、出血，长期精神刺激或久病入络所致。面色微黑，肤色偏暗，眼眶下暗黑，舌质有瘀点，脉多涩。感邪之后，易内陷与血搏结，易病太阳瘀热、热入血室等证。治宜消散，忌蛮补攻下。

阳明人

先天禀赋和后天调摄良好，素食辛辣，气血俱盛，主以胃肠功能为基础，阳气偏重，津液欠丰，其耐燥热力不如耐寒湿力，属于阳中之阳人。感受寒邪并不加大原有的阴阳偏差，可不发病，或发病也有自解之机；但感寒重或感受热邪可发病，并有热化、燥化，病发阳明的倾向。常态：面和色赤，壮实气粗，急躁易怒，口干喜饮，小便偏黄，脉洪有力。多见于阳气隆盛的青中年农民工人。

依据肠胃不调的差异等因素，又可分为三种类型：

胃强质：素食辛辣，体格壮实，面赤口臭，纳佳喜凉，大便尚调，胃阳偏盛、偏燥、欠津者。易感热邪，感寒也易热化、燥化。感邪之后，有易病阳明气热的倾向。治宜甘寒清泄，忌苦寒直折。

肠厚质：素禀肠厚，纳善眠可，大便易干结，小便尚调，为大肠传送糟粕功能迟缓者。易感热邪，易化燥伤津。为病有形成腹痛、便秘之阳明腑实证倾向。治宜通下，忌辛热伤津。

湿热质：禀赋良好，素嗜肥甘油炸，肥瘦均见，面垢或易生痤疮粉刺，口干不饮，烦热懈怠，大便不爽，小便短赤，舌红苔黄腻，脉滑数，湿热偏盛者。易感热邪，感寒也易热化，易病湿热蕴蒸之黄疸。治宜清热利湿，忌辛热汗解。

少阳人

先天禀赋稍弱，后天调养一般，主以胆三焦功能为基础，胆火偏旺，阳气稍欠，枢机力弱，是阳人中卫外与自和力较弱，内环境较不稳定者，属阳中之阴人。感受外邪可发病，或内环境失调而自发，易致少阳病。常态：形体瘦小，口苦易烦，胁肋不适，纳稍呆，苔薄白，脉弦小。多见于女性、非体力劳动者。

依据胆火偏盛和枢机不力等因素，又可分为以下两种类型：

胆郁质：面色略赤，形体瘦小，白睛易赤，性情急躁，口苦，夜寐欠安，素易头晕，舌尖红，苔微黄，脉弦细，为胆阳易郁化火倾向者。易感风热之邪，或内郁日久化火上炎，易病口苦、咽干、目眩之少阳病。治宜清降胆火，忌发汗、利小便。

枢弱质：禀赋不足，调摄欠宜，性情抑郁，懒言好静，胃纳稍滞，胸胁不适，苔白，脉弦，为三焦枢机功能偏弱者。易感风寒之邪，易病少阳伤寒。治宜和解，忌发汗、利小便。

上述太阳人、阳明人、少阳人可统称为阳人，其阴阳之气量充足，卫外与自和力强，胃气常。受邪发病，反应高亢，病程短，预后佳。失治误治后，变证颇多。治疗以祛邪为主，但勿忘扶阳生津。

太阴人

先天本弱，后天失养，主以脾脏功能为基础，阴盛阳弱，偏湿偏寒，不耐寒湿，中阳不足之人。受邪易发病，有寒化、湿化、虚化的倾向，易致太阴病。常态：面色萎黄，胖瘦均有，目光欠亮，唇色少华，口淡纳少，喜静懒言，易汗疲乏，尿清便溏，或时腹满，舌淡，苔白，脉濡。多见于女性、终日操劳之人。

依据阴盛阳弱程度的不同，又可分为以下两种类型：

气弱质：劳倦内伤，脾气偏弱，化源不足，营卫不充，易被邪侵者。易感风寒之邪，有病发四肢烦痛、脉浮而缓的太阴外感证的倾向。治宜扶正解表，忌妄汗攻下。

寒湿质：生冷内伤，脾运不健，湿聚寒生者。易感寒湿之邪，或寒湿郁久自发腹满时痛、自利不渴之太阴脏寒证。由于太阴居中主土，万物所归，故太阴人发病不杂，变证不多。治宜温中散寒、健脾利湿，忌汗攻下。

少阴人

先天禀赋不充，后天阳气被戕，主以肾心功能为基础，阴阳俱弱，阳弱甚，气血不足，其卫外和自和力低下，内环境不稳定，不耐寒热，耐寒力尤差，是易寒易热之体，属阴中之阴人。易感寒邪，受邪为病有虚化、寒化的倾向，亦有热化之机，易致少阴病。常态：面白体胖，唇淡，形寒怯冷，神疲懒言，腰膝酸软，纳差口淡，小便不利，或夜尿清长，或阳痿遗精，或便溏，舌淡胖，苔白而滑或少苔，脉沉细无力。多见于老年、体弱之人。

因阴阳俱弱、偏阴偏阳的不同，又可分为以下三种类型：

阳弱质：先天禀赋不足，后天阳气被戕，肾阳相对不足者。易感寒邪，有病发里证、虚证、寒证的倾向。失治误治易致肾阳衰败重症。治宜温补，忌用汗下。

阴弱质：指机体心君阴血不足者。形体多消瘦，口干易渴，梦多易醒，烦热易悸，每因五志过极或感邪失治误治而发阴虚诸证。治宜滋润，禁汗下。

水气质：指肾脏气化功能偏弱，水液代谢迟缓，有易停水生寒倾向的一种体质。易感寒邪，影响水液代谢，多发水气病、水逆证。治宜温阳化气行水，忌苦寒清下。

厥阴人

禀赋薄弱，阴阳俱弱，阴弱甚，主以肝肾功能为基础，卫外和自和力更低，内环境更不稳定，阴阳气顺接不畅，不耐寒热，耐热力尤差，属阴中之阳人。受邪易发病，有易致阴阳气不相顺接的倾向，发病易厥逆风动。常态：形体消瘦，易烦眠少，头眩耳鸣，手足欠温，口干不饮，舌红少苔，脉弦涩。多见于老幼体弱之人。

依据阴阳俱弱、偏阴偏阳的不同，又可分为以下两种类型。

厥热质：指人体阴阳俱弱，偏于肝肾阴弱为主者。感邪失治误治，或因五志过极，易致阴阳气不相顺接的热厥证。治宜滋阴泄热，禁汗下。

厥寒质：指人体阴阳俱弱，偏于阳气不足为主者。易感寒邪，易致阴阳气不相顺接的阳虚厥逆证。治宜温阳散寒，禁用苦寒攻下。

上述太阴人、少阴人、厥阴人又可统称为阴人。其阴阳之气量不足，卫外和自和力弱，胃气也弱，受邪易病，反应低下，不发热或无大热，病程长，易传变，表证治疗须扶正祛邪，误治传变多从虚化。

六经人是以其所概括的脏腑功能在常态下偏盛偏衰，以及由此造成的整体阴阳之气的多少来划分的，而具体的体质类型则是根据阴阳之气所偏脏腑的不同、脏腑功能差异，以及兼痰湿瘀水的不同来定型的。因此，在六经人之下又可分为若干型，乃同中之异；而不同的六经人又可见到同一种体质，为异中之同。

明了了六经人，六经病就好解释了。

具体来讲，太阳病是指以太阳人感受外邪为主引起的太阳表证、合病和变证的总称；太阳篇是论述太阳病证治规律的。

阳明病是指以阳明人感受外邪为主引起的阳明表证、合病和变证的总称；阳明篇是论述阳明病证治规律的。

　　少阳病是指以少阳人感受外邪为主引起的少阳表证、合病和变证的总称；少阳篇是论述少阳病证治规律的。

　　太阴病是指以太阴人感受外邪为主引起的太阴表证、合病和变证的总称；太阴篇是论述太阴病证治规律的。

　　少阴病是指以少阴人感受外邪为主引起的少阴表证、合病和变证的总称；少阴篇是论述少阴病证治规律的。

　　厥阴病是指以厥阴人感受外邪为主引起的厥阴表证、合病和变证的总称；厥阴篇是论述厥阴病证治规律的。

从"但见一证便是"
看研读《伤寒论》的方法

　　《伤寒论》太阳篇有"伤寒中风，有柴胡证，但见一证便是，不必悉俱"这么一条，被后世认为是运用小柴胡汤的一条原则。记得在大学读书时，小柴胡汤老师讲了四个课时。总体意思是只要见到往来寒热、胸胁苦满、默默不欲饮食、口苦咽干、脉弦其中一证，能反映邪在少阳、枢机不利这一病机者，就可以使用小柴胡汤。当时我觉得这仅仅是对小柴胡汤而言的吗？哪个方子的使用不是如此，不都是符合其病机就可以使用吗？张仲景列这一条必然有其实实在在的寓意。

那么，张仲景的本意是什么？这一条不长，需要分两段来看："伤寒中风"是一段，意思是外感风寒、风邪之后的狭义的伤寒和中风。由于是在太阳篇中，所以这个伤寒中风准确地讲应该是太阳伤寒、太阳中风，扩大地讲是指太阳病、阳明病等外感病，延伸地看是指所有外感病。

"但见一证便是，不必悉俱"是另一段。这里的一证没有异议，就是上述柴胡证中的一证，意思是说只要见到一个柴胡证就可以使用小柴胡汤了，没有必要等见到所有柴胡证才可以使用小柴胡汤。

问题是，有人或许会问，疟疾有往来寒热、情志刺激可以胸胁苦满、痛证可以脉弦、心火可以口苦、脾胃虚弱可以不欲饮食等，这些显然不是运用小柴胡汤的证，都有比小柴胡汤更精当、准确的方子可供使用。所以，"但见一证便是"有误。

其实，这是一个逻辑问题。太阳病，是大前提，伤寒或中风是小前提。也就是说，在太阳病伤寒或中风发展过程中，一旦出现一个柴胡证，不用等见到所有的柴胡证时，就可以使用小柴胡汤了。这是一个个例，只有小柴胡汤才有的个例。因为在太阳病伤寒或中风发展过程中一旦见到一个柴胡证，就说明邪气已经侵犯到少阳，邪入少阳了。按张仲景的治疗原则，邪入少阳，就可以借助少阳的枢机作用把外邪输转出去，不论邪是来自太阳还是来自阳明。这在阳明篇中有明文介绍，这里不做赘述。这还与少阳的位置有关：太阳病深入一步可进入少阳，阳明病退一步浅出就来到少阳。张仲景就因其这么一个特殊性而专设了这么一条，告诉后人要动态地、灵活地治伤寒，不仅要看症状，更要看病机、病势；既要看到疾病的普遍性，又要看到疾病的特殊性。

由此让我们参悟到研读《伤寒论》的一个方法，就是要前后联系地、动态地，而不是孤立地、机械地看某一条文。这样才有可能全面理解或接近张仲景的思想和本意。明确了前后条文、段落的逻辑关系，对于掌握张仲景本意有事半功倍之效。

《伤寒论》悸证新探

悸证，长期以来一直被认为是心脏所特有的症状。这或许是由于受《说文解字》"悸，心动也"，以及《辞源》"悸，惊怖也"影响，故大都认为悸即心悸。其实，悸证非心独有，他脏亦有之。今仅就《伤寒论》中有关悸证的论述做一探讨，以就正于同道。

"悸"，后世多惊悸并称，《伤寒论》多称为动悸，前者易被误认为因惊而悸，动悸并称似较合理。《伤寒论》之悸字，我认为当指悸动不安，即为人体某一部位跳动，既是一自觉症状，又是一他觉体征，据跳动部位的不同而名称各异。有人认为"动悸系腹动脉搏动而显出来的一种跳动，诊者在腹诊时易从腹部表面望到，并可通过指掌感到的一种腹部他觉症状"，明确指出悸证是一种跳动。《伤寒论》对悸的称谓颇多，如心动悸、心中悸、心下悸、脐下悸等。总之，悸有多种，具体分上中下焦三部，即心悸、胃悸、肾悸。因其病位、病理不同，治疗原则有别。

心悸：即心动悸、心中悸，乃指虚里跳动亢进之症。其成因，有因虚致悸者，有因实致悸者，《伤寒论》论述颇详：①心阴亏虚，心失所养而悸者，如心阴阳两虚之素体感受外邪，内扰于心而发的"心动悸，脉结代"之症，治宜补阴复脉，方用炙甘草汤。②脾胃虚弱，化源不足，气血不充，心失营养而悸者，治宜建中焦，资化源，以营心脉，方用小建中汤。③不治心动而悸可止，如"胃不和则烦而悸"，方用调胃承气汤。④少阳中风，吐下伤心，邪气乘虚内扰而发"悸而惊"之症，治宜和解少阳，宁心安神，可用柴胡龙牡汤主之。⑤少阴病，阳热内郁不得发越，干于肺则咳，扰于心则悸，治宜疏散郁热，方用四逆散。

胃悸：即心下悸，系指胃脘部跳动的一种病证，是指"心下（胃）惕惕然跳动"而言。从《伤寒论》有关"心下"病证（如心下痞）的论述中亦可印证心下即是胃脘部位，故将心下悸称为"胃悸"。这样既明确了病位，又道出了发病脏腑，便于理解和掌握。其证型有三：①妄汗伤阳，阴邪上凌于胃，如发汗过多，心下悸欲得按者，治宜通阳气，逐阴邪，方用桂枝甘草汤。②水渍于胃，乃由饮冷嗜酒，或胃中素有停饮，复感外邪，触发水气内动而致悸，"宜先治水"，方用茯苓甘草汤。③太阳邪气犯胃而发柴胡证，胃中原有停饮，邪引宿水而动，并发胃悸，治宜和解少阳兼消停饮，方用小柴胡汤加茯苓。由上观之，无论汗出伤阳，或少阳邪扰而诱发的悸动，都与胃中停饮有关，可见水邪当为胃悸之主要病因。

肾悸：脐下悸动，即少腹部"惕惕然跳动"的症状。刘文巨认为乃肾间动气所为。所谓肾间动气，系指从水分穴到脐中一带之动气。此生气之源，无病者，此动气常为稳静，不易见到。毛氏认为"脐下动悸一证，多责之于肾气亏虚"，名异而实同，故我将此称为肾悸。对此《伤寒论》论述甚少，仅两处：一为第 68 条"发汗后，其人脐下悸者……茯苓桂枝甘草大枣汤主之"；二为第 385 条加减法，"悸者加茯苓四两"。但由此可窥一斑：肾悸多为虚证。肾阳衰微，水邪作祟或素肾亏，外感后妄汗，以致肾不纳气，动于下焦，而发悸动之证。治宜温肾治水，方用五苓散、苓桂术甘汤等。

综上所述，悸证病位有上中下三焦之分，诱因有外邪及妄吐汗下之别，性质有寒热虚实之异。实证多责之蓄水停饮、胃热，虚证多由肾阳虚或心阴虚所为。而素体亏虚复被邪扰者又为《伤寒论》悸证之特点。治宜虚则补之，实则泻之，邪扰者佐以祛邪以攘外安内。由此可见，张仲景无论是对悸证病因病机的认识，还是对悸证的治疗都独具特色，对于指导临床大有裨益，值得进一步探讨。

泛控激活医学初探

西医学、中医学为人类健康做出巨大贡献，但还远远不能满足人类的健康需求。如恶性肿瘤、获得性免疫缺陷综合征、尿毒症等，目前均无特效疗法。究其根源，主要在于理论上均存在缺陷与不足。西医学把人和整个世界理解为"简单"的"自动机"，认为人是细胞的联邦体，把研究定位于细胞，将病因病理诊断作为最后诊断，并据此企图制造出一种生物导弹来杀伤微生物，即对因治疗，或采取头痛医头、呕吐止呕的对症治疗，忽略了人体自身的康复功能。中医学虽把人和整个世界理解为"复杂"的"有机体"，如"天人合一"等，但其辨证论治的模糊性必然给治疗带来诸多困难。其治疗也局限于对因、对症治疗，对人体自身的康复功能虽有认识，但未进行深入的研究。为此，我们提出"泛控激活医学"，或许对世界医学发展有所裨益。

1948 年维纳《控制论》一书的出版标志着控制论的诞生。经典控制论主要研究线性反馈信息。20 世纪 60 年代以来的现代控制论则对非线性控制系统和多变量控制系统进行了研究，主要涉及单靶（输入信息作用的对象称为靶）问题。20 世纪 80 年代张颖清提出的"泛控论"所研究的则是多靶问题，并认为人体整体或一般地说生物整体是泛控系统。我们将研究人体泛控系统生理病理及其防治规律的一门科学称为"泛控激活医学"。

泛控生理学

人体各个部位或器官共同生活在同一个内外环境之中。这一内外环境由于体液循环、情感交流等作用总是力图在整体内达到和谐统一，从而使内、外环境的变化成为无处不在的泛作用。美国生理学家坎农（1891—1945）认为："高度发达的生物体乃是一种开放系统，与外界环境有种种联系……外界环境的变化使生物体内部产生扰乱，正常情况下这种扰乱保持在很狭窄的范围，因为系统的自动调控装置表现出作用，从而防止了大的波动，内部条件得以保持住相当的恒定。"

德国著名卫生学家培顿科斐（1818—1901）做了如下试验：他面对自己的学生，一口吞下了每立方厘米含 10 亿个病菌的"霍乱菌汤"，时值霍乱流行，然而他却安然无恙。他由此得出结论：单独的霍乱弧菌是不会引起霍乱的。其实，这一思想早在两千多年前的《黄帝内经》中就有明确的体现，"正气存内，邪不可干"。由此我们认为体内存在着一种自动调控装置，细菌、病毒、情志刺激等作用于人体，不会直接引起疾病，只有"正气虚"时，"邪方干"，即在人体泛控系统功能降低时方会发病。我们将人体的这种对内、对外调控装置称为"靶键"。它能选择性地摄取或接收、排斥或排出某些信息，从而保证机体泛系统适应内外环境的变化而正常工作。它存在于人体的各个系统，发挥着各自的作用。例如在呼吸系统主要体现为吐故纳新、适应气候；在消化系统体现为受盛运化、升清降浊；在血液系统体现为推陈出新、营养全身；在泌尿系统体现为分清泌浊；在内分泌系统体现为正负反馈；在神经－心理系统体现为识别信息、发布指令；等等。总之，只要人体靶键系统处于正常状态，细菌、病毒、情志刺激等有害信息均会被其拒之"门外"，而像氧气、积极的情志刺激等有益信息则被其"笑纳"，人体代谢废物被其"无情"地排出体外，从而保证机体处于健康状态。

减活病理学

靶键像人体卫士一样保卫着机体，使之处于健康状态。

当这一系统受机体内外有害信息影响而功能减弱或下降（我们称之为机体泛控系统减活），有害信息继续作用于机体时，机体发病；当靶键系统进一步损伤以致失活，机体死亡。如泌尿系统靶键减活则不能"分清"，蛋白质、红细胞流失，临床则表现为蛋白尿、血尿等；不能"泌浊"，代谢废物蓄积体内，临床则表现为氮质血症、尿毒症等。人体靶键系统因遗传而有差异，故不同人种的靶键功能强弱有别；同一人种的不同个体其靶键功能强弱也不尽相同。所以，一场感冒大流行，总是让那些具有相似抵抗力的人同时染病；而同时染病的不同个体又因其个体差异而预后有别。

激活治疗学

激活治疗学是研究恢复靶键系统正常调控功能的一门科学。它把人看成是一个有机联系的完整机体，把疾病看成是人体变化的一种反应，故治疗的重点是人不是病，需针对"靶键"而治。所谓激活有两层含义：一是给功能不振的靶键系统以足够刺激（达到其阈值，这就要求处方用药剂量要大、疗程要足），从而恢复其活力；二是补充靶键系统因对抗有害信息所消耗的能量。激活靶键系统需要掌握最佳方式、最佳剂量、最佳时机，以收最佳疗效，这是激活治疗学研究的重点。如选用针刺法激活靶键系统，择穴、择时（子午流注）、择量，据病人个体情况灵活运用，方收良效。此外，需指出的是，对疑难病症的治疗不宜速决，只宜缓图，并直至达到其阈值水平，方可恢复其功能，最后战胜顽疾。在激活疗法中，要注意有一个量变引起质变的问题。

我们以泛控激活医学为指导，运用中药内服或外治等方法治疗心脏病、糖尿病、胃及十二指肠溃疡、腰突、骨折愈合迟缓、银屑病、荨麻疹、下肢慢性溃疡、乳腺增生、肿瘤等疾病，均取得了满意的疗效。

激活愈病原理探讨

近年来，我们以泛控激活医学为指导，进一步提出"泛控激活疗法"，通过激活人体自身的自愈潜能达到治愈疾病的目的，用于临床治疗糖尿病、银屑病、胃及十二指肠溃疡、荨麻疹、下肢慢性溃疡、颈腰椎间盘突出等疑难病均取得了较好的效果。今就其泛控激活疗法治病原理探讨如下，或许对世界医学发展有所裨益。

人体内存在着巨大的抗病自愈潜能

庄稼被大风吹倒后，多数能自行恢复；受伤的枣树皮能够自己长好；断了尾巴的蜥蜴可自行把尾巴接起来；狗腿、鸡腿被打断后，也不知什么时候就长好了，农民不小心伤了腰，尿血，不吃药、不打针，休息几天，腰也不疼了，也正常了；有个小病小灾的，挨几天，就抗过去了。有的儿童患了哮喘，随着年龄的增长，机体免疫力的提高，哮喘可不治自愈。感冒不治也可康复，这是因为人的免疫系统在起作用。

综上所述，植物、动物及人体内均存在着尚未完全开发的抗病、修复、再生、康复等巨大潜能。

人体抗病自愈潜能为什么发挥作用不大

"用进废退"是众所周知的客观规律，人体也不例外。现代人生活过于安逸，缺乏锻炼，更缺乏"劳其筋骨，饿其体肤，苦其心志"等人为的自残式修炼或磨难，致使人体抗病自愈潜能处于休眠状态。再加上一有病就用药，长此以往因依赖药物导致人体抗病自愈潜能越来越"懒惰"了。抗生素的滥用就是最好的例子。最早一用青霉素就好的疾病，现在得用先锋霉素、头孢曲松等抗生素；原先用 1 支就行，现在得用 10 支。反观那些流浪汉，并不很讲究卫生，吃些并不干净甚至变质的饭菜，却很少患肠炎痢疾。这是因为长期食用这些含菌食物刺激了抗病潜能的结果，就是西医所谓的免疫系统在发挥作用。此外，有些食品中含有激素，人们食用后相当于口服了激素，使体内分泌激素的器官或多或少废用了。所以现代人体抗病自愈潜能发挥不出大的作用。

人体抗病自愈潜能完全可以被激活

人体存在着巨大的抗病自愈潜能，那么这种潜能能否被激活，并为人体所用，即让"潜能"发挥作用抗病治病，恢复健康？

植物、动物都存在激活现象。用棍棒打刚结完果子的枣树头，用斧头砍砸树干，可使它明年结更多的枣子，这是一种植物潜能的激活；沙丁鱼在运输过程中容易死亡，放条鲶鱼，沙丁鱼活的时间就长，这是一种环境的激活（鲶鱼效应）；长期受到狼群威胁的麋鹿，其生存能力更强，这是一种生存威胁上的激活。

人体潜能同样能被激活。如2000年奥运会上，占旭刚一下举起了他从未举过的重量，打破了世界纪录，获得了世界冠军，这是在赛场上形成的对生命潜能的极大挑战，是对身心两个方面的极大激活。又如细菌感染引起的痢疾、肠炎等，在江南一带，老人大多知道用刮痧治疗，很少用抗生素，一样能把疾病治好。刮痧本身只是让皮下出血，并没有把细菌刮出体外，也没有把抗生素刮进体内，而是通过刺激人体免疫系统使其发挥作用把细菌消灭了。感冒、小儿肺炎、腹泻，通过推拿同样可以治愈。这是推拿手法刺激人体激活了自愈系统的结果。针刺麻醉，能让病人保持清醒且在没有痛觉的情况下做手术。这是激活了人体镇痛系统的结果。现代实验研究证明，针刺的结果是使大脑发出指令，让机体增加分泌镇痛物质，从而达到不使用麻药也能镇痛的目的。由此不难看出，人体不但存在自愈系统，而且非常巨大，更能够被激活。

生理上可以被激活，心理、精神同样可以被激活。范进中举，喜极而疯，被他丈人胡屠户一个巴掌打醒了，这是心理的激活。佛教道教"面壁十年未破壁"（悟道），若得高人指点则很快彻悟，这是思维上的激活。还有古语中"心有灵犀一点通""抛砖引玉""请将不如激将"等，都蕴涵着泛控激活的原理。

其实，激活现象在古代文献中早有记载。《素问·遗篇·刺法论》曰："有小金丹……服十粒，无疫干也。"16世纪的人痘接种法预防天花是"人工免疫法"之先驱，此乃获得性免疫，从而终身不患天花。《医宗金鉴》载："夫痘，胎毒也……种痘则调于无病之日……种痘乃引毒达表。"可见，种痘（预防接种）就是激活人体的某种潜能，也就是西医学所说的获得性免疫。

《春秋》记载："丘，无病自灸。"《孟子》云："七年之病，求三年之艾。"《黄帝内经》云："脏寒生满病，其治灸艾。"艾灸体表穴位可激活人体抗病、自愈潜能，促进人体分泌生物活性物质，达到有病治病，无病保健的作用。

西医学也存在着许多激活现象。应激学说认为，当人的生命将要受到或已经受到威胁时，机体分泌肾上腺素增加，人体应激防御系统发挥作用，以保护机体重要器官。有科学家认为，人体防病治病系统是靠大脑的一个中枢指挥的，它可发出指令治愈身体的所有疾病，包括癌症和获得性免疫缺陷综合征，但是由于某些未知的原因，人脑自防自愈的强大功能目前仅开发出约5%，尚有约95%待开发，所以人类才饱受疾病的侵袭和困扰。

《混沌学》中的"蝴蝶效应"说明宇宙中某一位点的微小变化可以引起遥远的另一位点发生巨大变化。人体是"小宇宙"，对机体的小刺激也能引起体内的大变化。这是针灸、推拿、外治等方法治疗疾病的最新理论依据。

论活血化瘀法

活血化瘀法是治疗血瘀证的重要法则，近年来引起了国内外医学界的普遍重视。然而，活血化瘀法亦有其局限和不足，惜迄今尚未引起人们的重视。对此，笔者不揣浅陋探讨如下。

1. 瘀可致病，独活血难收全功。

血液循经而行，环流不息，周而复始，濡养全身。若各种致病因素伤及脉道，或血液本身的病变影响其正常运行，均可形成血瘀证。而且瘀血既成又可引起人体气血阴阳的失调而成为新的致病之因。医者往往仅重视致瘀之由，而忽略了作为致病之因的瘀血。就气与血的关系而言，"气为血帅，血为气母"，血靠气的推动，气赖血的运载，瘀血既生，气亦随之而滞。《素问·玉机真脏论》云"脉道不通，气不往来"，说的就是这个道理。《血证论》进一步指出"盖人身气道，不可有留滞，内有瘀血，则阻碍气道"。杨天荣指出"气血能周流于全身，所以瘀血在人身中是无处不可发生的，有瘀血就能引起气滞，故血瘀导致气滞的现象可在周身各部位出现"，并指出"这种气滞往往被忽视"。血瘀导致气虚者亦不少见，但同样易被忽视。瘀血留而不去，气失运载，必然导致局部气虚，如冠状动脉梗死，使其分布区的心肌因缺血缺氧而发生变性坏死——心肌梗死，即为因瘀致虚的明证。若致脾胃气虚，则运化无力，气血生化无源，更致气血亏虚，久之导致阴阳俱虚。颜德馨指出"由于瘀血的产生与存在，造成气血平衡的破坏，使脏腑得不到正常濡养，各种病理变化随之产生，然后出现脏腑虚衰，精、气、神亏耗，气的生化作用减退，加重了瘀血的形成，出现恶性循环，最后导致衰老直至死亡"。津、血异名同源，故瘀血亦可致痰、致水，如《医述》引罗赤诚言"子知有痰夹瘀，不知有瘀血夹痰，如先因伤血，血逆则气滞，气滞则生痰，与血相聚，名曰瘀血夹痰"，阐明了瘀血致痰之理。周端则从中医文献及对水肿病人的瘀血见证及血液流变学变化的临床分析，论证了"瘀血致水"的病理机制等。

由上分析，瘀血作为一种致病因素亦可影响人体正常的机能活动，导致多种病症的发生，对此应予以重视。

固然临床上亦有在活血的基础上佐以他法者，但多见于他因导致血瘀的治疗，如益气活血治疗气虚导致的血瘀者，行气活血治疗气滞导致的血瘀者。对于因瘀致病，常忽视之，或因征象不显而只行活血化瘀之法。我认为，在治疗血瘀证时应明了血瘀致病之理，方可未病防变。无疑，这将有助于临床。

2. 活血伤正，须化瘀固本并施。

有人将活血化瘀法列于"八法"之外，我认为，将其归于"八法"中的消法更符合于临床。所谓消法，有消散和破削之意，就是用药物消化有形之物。对此《黄帝内经》中有较为详细的论述，如《素问·至真要大论》云"坚者削之，结者散之，留者攻之""疏其血气，令其条达而致和平"，《素问·阴阳应象大论》云"血实者宜决之"，可见活血化瘀法诚为祛邪之消法。而祛邪多伤正气，化瘀亦能耗损人体的气血阴阳，故《素问·六元正纪大论》有"大积大聚，岂可犯也，衰其大半而止"之戒。

活血化瘀之品多辛香燥烈走窜，易耗阴泄气，故用之伤正自不待言。如《轩岐救正论》云："四物虽为血药——设使阳焰正炽而辛窜之芎归，不益助其上炎之火性乎？"指出像归芎之属亦有助火之弊。又如《本草害利》明载"花蕊石，大损阴血""当归辛温发散甚于麻黄细辛，气血弱有热者，犯之发痉"等。由是观之，活血化瘀法用之不当又有引起他证丛生之弊。《景岳全书》云"血本阴精，不宜动也，而动则为病；血主营气，不宜损也，而损之则为病"。

其实，临床工作者对此多有体会，如一些病人服活血剂后多有疲乏、劳累、心慌、头晕、胃脘不适等不良反应。从《蒲辅周医案》载治冠心病的案例来看，蒲老用桃仁、川芎、当归、丹参等活血化瘀的同时，常佐以固本之黄芪、党参、白术、茯苓、炙甘草、山药等，祛邪不忘扶正，益气以利血行，故收效甚佳。近贤周次清以益气活血法治疗冠心病独具特色，备受人们的重视。《岳美中医话集》在评述张锡纯治痨瘵时说："张锡纯用祛瘀方法治痨瘵，有独到之处。他认为瘀血在脏腑者，轻者以扶助正气为主，祛瘀为辅；剧者则逐瘀之力应峻。立理中汤、丸等方，特别是理中丸，对于慢性顽疾属瘀血者，颇有奇效。其方为：黄芪、当归、知母、桃仁、三棱、莪术、水蛭，可随症化裁。"这些均为化瘀与固本并施的典范。

另外，由于病人平素气血阴阳有偏盛、偏衰——体质差异，在瘀血既成之后或活血化瘀施治之始，都可对气血阴阳产生不同的影响：前者可致实亦可致虚；后者则使衰者愈衰。《医贯》云："凡血证，先分阴阳，有阴虚，有阳虚，阳虚补阳，阴虚补阴。"

那么，活血化瘀法如何运用？我认为应根据病人平素气血阴阳的偏盛、偏衰而采取相应的措施。气虚者宜益气活血，血虚者宜养血活血，阴虚者宜养阴活血，阳虚者宜温阳活血，气滞者宜理气活血，痰湿者宜化痰活血。由是达到瘀去而不伤正，本固而不留瘀，且更利于瘀血消退之目的。

总之，我从病可致瘀、瘀可致病及活血化瘀损伤正气两个方面论述了活血化瘀法之局限与不足，认为临证时不可见瘀治瘀，除要针对其致瘀之由进行审因论治外，还须明辨病人的体质特点而采取相宜的治疗措施，使瘀去邪除本固，提高疗效，缩短病程。